KB174233

질병분류

Classification of Diseases

필기시험 문제집

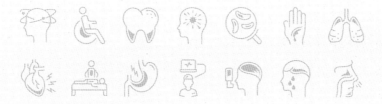

Preface

질병 분류(Classification of Diseases)

질병 분류 규칙에 대하여 WHO(World Health Organization)에서 ICD(International Classification of Disease)을 기반으로 사용하도록 권고하고 있다.

ICD(International Classification of Disease)를 한국의 실정에 반영한 것이 KCD(Korean Classification of Disease) 제 1권, 제 2권, 제 3권으로 구성되어 있으며 질병 분류 문제를 Chapter 별로 다양하게 구성하여 각 단원 별 공부 후 풀어보면 실력이 향상되도록 만들었다.

2021년 4월

저자 씀

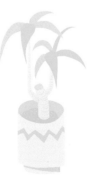

Contents

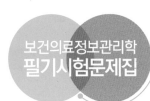 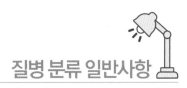

1 다음 중 Include(포함)에 대한 내용으로 올바른 것은?

① 내용을 보충하여 주라는 의미이다.

② 분류 항목명을 보면 그 항목으로 분류해야 하지만 다른 곳으로 분류하도록 안
　내한다.

③ 질병에 대하여 다른 질병도 참조해야할 경우에 사용할 수 있다.

④ 항목이 나열된 것을 묶어주는 역할을 한다.

⑤ 나열된 질병을 포함하여 현재 코드로 코딩이 가능하다는 의미이다.

해설 · 1번－원괄호( ), 2번－제외(Excludes), 3번－각괄호[ ], 4번－중괄호 }
정답 ⑤

2 다음 중 제외(Excludes)에 대한 내용으로 올바른 것은?

① 질병 분류에 아무런 영향을 주지않고 내용을 보충하여 주라는 의미이다.

② 분류 항목명을 보면 그 항목으로 분류해야 하지만 다른 곳으로 분류하도록 안
　내한다.

③ 질병에 대하여 다른 질병도 참조해야할 경우에 사용할 수 있다.

④ 항목이 나열된 것을 묶어주는 역할을 한다.

⑤ 나열된 질병을 포함하여 현재 코드로 코딩이 가능하다는 의미이다.

해설 · 1번－원괄호( ), 3번－각괄호[ ], 4번－중괄호 }, 5번－Include(포함)
정답 ②

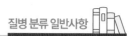

03 다음 중 원괄호(　　)에 대한 내용으로 올바른 것은?

① 질병 분류에 아무런 영향을 주지않고 내용을 보충하여 주라는 의미이다.

② 분류 항목명을 보면 그 항목으로 분류해야 하지만 다른 곳으로 분류하도록 안내한다.

③ 질병에 대하여 다른 질병도 참조해야할 경우에 사용할 수 있다.

④ 항목이 나열된 것을 묶어주는 역할을 한다.

⑤ 나열된 질병을 포함하여 현재 코드로 코딩이 가능하다는 의미이다.

> **해설** · 2번-제외(Excludes), 3번-각괄호[　　], 4번-중괄호 }, 5번-Include(포함)
> **정답** ①

04 다음 중 각 괄호에 대한 내용에 대한 설명으로 맞는 것은?

① 질병 분류에 아무런 영향을 주지않고 내용을 보충하여 주라는 의미이다.

② 분류 항목명을 보면 그 항목으로 분류해야 하지만 다른 곳으로 분류하도록 안내한다.

③ 질병에 대하여 다른 질병도 참조해야할 경우에 사용할 수 있다.

④ 항목이 나열된 것을 묶어주는 역할을 한다.

⑤ 나열된 질병을 포함하여 현재 코드로 코딩이 가능하다는 의미이다.

> **해설** · 1번-원괄호(　　), 2번-제외(Excludes), 4번-중괄호 }, 5번-Include(포함)
> **정답** ③

05 다음 중 중괄호에 대한 설명으로 맞는 것은?

① 질병 분류에 아무런 영향을 주지않고 내용을 보충하여 주라는 의미이다.

② 분류 항목명을 보면 그 항목으로 분류해야 하지만 다른 곳으로 분류하도록 안내한다.

③ 질병에 대하여 다른 질병도 참조해야할 경우에 사용할 수 있다.

④ 항목이 나열된 것을 묶어주는 역할을 한다.

⑤ 나열된 질병을 포함하여 현재 코드로 코딩이 가능하다는 의미이다.

> **해설** · 1번-원괄호(　　), 2번-제외(Excludes), 3번-각괄호[　　], 5번-Include(포함)
> **정답** ④

6 대쉬(dash)에 대한 설명이 올바른 것은?

① 질병 분류에 아무런 영향을 주지않고 내용을 보충하여 주라는 의미이다.

② 3단위 분류 외에 4단위 분류 항목이 있으니 1권에가서 찾아서 분류하라는 의미
이다.

③ 질병에 대하여 다른 질병도 참조해야할 경우에 사용할 수 있다.

④ 항목이 나열된 것을 묶어주는 역할을 한다.

⑤ 나열된 질병을 포함하여 현재 코드로 코딩이 가능하다는 의미이다.

해설 · 1번-원괄호( ), 3번-각괄호[ ], 4번-중괄호 }, 5번-Include(포함)
정답 ②

7 다음 용어의 설명이 틀린 것은?

① 후유증은 질병의 치료가 완료된 이후 질병이 생긴 것을 의미한다.

② 주진단은 환자가 입원을 하게 된 주원인이 되는 진단을 의미한다.

③ 조산은 임신 20주를 지나 37주 이전의 분만을 의미하며 259일 미만 태어난 아
기를 조산아라고 한다.

④ 주산기는 신생아를 분만한 전후의 시기를 의미한다.

⑤ 기능부전은 조직의 정상 기능을 잃어버린 것을 의미한다.

해설 · 기능부전은 조직의 기능이 저하된 상태를 의미한다.
정답 ⑤

8 다음 용어에 대한 내용이 틀린 것은?

① 병원체가 인체의 몸 안에 들어가 증식하여 인체 조직에 감염을 일으키는 것을
감염성이라고 한다.

② 한 질환에 관련되어 일어나는 다른 질환을 합병증이라고 한다.

③ 치료가 완료된 이후 질병이 생긴 것을 후유증이라고 한다.

④ 급성 과 만성 의 기준은 4주이다.

⑤ 임신 15주를 지나 37주 이전의 분만을 조산이라고 한다.

해설 · 임신 20주를 지나 37주 이전의 분만을 조산이라고 한다.
정답 ⑤

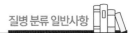

09 다음 용어에 대한 내용이 틀린 것은?

① 태어나면서 질병을 가지고 태어난 것을 선천성이라고 한다.

② 질병의 원인이 기질적인 것이 아닌 정신 혹은 심리적 요인에 의한 현상을 심인성 이라고 한다.

③ 외부에서 인체에 작용하여 질병을 일으키는 요인을 외인이라고 한다.

④ 인체 기능에 해로운 영향을 주는 물질에 노출되는 것을 중독이라고 한다.

⑤ 골절 부위에 혈액순환이 안 좋을 때 골절의 치유 과정이 중단되어 골절 유합이 안된 상태를 부정유합이라고 한다.

 · 골절 부위에 혈액순환이 안 좋을 때 골절의 치유 과정이 중단되어 골절 유합이 안된 상태를 불유합이라고 한다.

정답 ⑤

10 다음 질병 분류 원칙에 대한 설명으로 올바르지 못한 것은?

① Rule out은 확진을 내린 것으로 간주하여 질병 분류한다.

② 응급수술 후 입원을 하거나 입원 기간동안 수술한 경우 진단명과 수술처리명을 분류한다.

③ 가족력은 Z 코드로 분류한다.

④ 검사 결과는 환자에게 치료가 필요하지 않은 경우 R 코드로 분류한다.

⑤ 의무기록에 서로 다른 질병명이나 증상을 기재하여 놓은 경우 각각 분류한다.

해설 · 검사 결과는 환자에게 치료가 필요하지 않은 경우 Z 코드로 분류한다.

정답 ④

11 다음 중 후유증을 의미하는 문구가 아닌 것은?

① Old   ② no longer present

③ Complication   ④ late effect

⑤ Sequelae

 ③

12 다음 중 이원분류를 해야하는 경우는?

① 선천성 빈혈인 경우 부여한다.

② 약물복용으로 빈혈이 발생한 경우 부여한다.

③ 암의 재발에 대한 검사를 받기 위하여 내원한 경우 부여한다.

④ 질병이 발생한 해부학적 부위에 질병을 발생시킨 원인이 있는 경우 분류한다.

⑤ 식중독이나 화학약제 등의 원인으로 위장염이 발생한 경우 분류한다.

해설 · 선천성 빈혈은 P 코드로 분류한다.
· 약물복용으로 빈혈이 발생한 경우 빈혈 코드와 손상외인 코드를 분류한다.
· 암의 재발에 대한 검사를 받기 위하여 내원한 경우 Z 코드를 부여한다.
· 식중독이나 화학약제 등의 원인으로 위장염이 발생한 경우 A 코드로 분류한다.

정답 ④

13 코드를 두 개 부여해야 하는 경우가 아닌 것은?

① 질병의 발생원인이 균 때문인 경우

② 신생물이 발생한 경우

③ 기질적 정신장애에 뇌의 손상 및 원인이 있는 경우

④ 질병 발생원인이 손상이나 중독인 경우

⑤ 병원체를 가지고 있지만 외견상 아무런 증상이 없는 경우

해설 · 5번-보균자를 의미하며 Z 코드로 부여한다.

정답 ⑤

14 수술 및 처치분류의 NEC에 대한 내용으로 올바른 것은?

① 상세불명을 말한다.

② 수술 처치명을 보면 의미는 있지만 수술, 처치명을 다른 곳에 분류하지 않은 것이다.

③ 동의어를 의미한다.

④ 같이 분류하지 말고 다른 곳에 분류하라는 의미이다.

⑤ 처치 및 수술을 한 경우 동시에 시행한 경우 각각 코드번호를 부여하라는 의미이다.

해설 · 1번-NOS, 2번-NEC, 3번-각괄호, 4번-제외, 5번-Code also

정답 ②

15 수술 및 처치분류의 NOS에 대한 내용이 맞는 것은?

① 상세불명을 말한다.

② 수술 처치명을 보면 의미는 있지만 수술, 처치명을 다른 곳에 분류하지 않은 것이다.

③ 동의어를 의미한다.

④ 같이 분류하지 말고 다른 곳에 분류하라는 의미이다.

⑤ 처치 및 수술을 한 경우 동시에 시행한 경우 각각 코드번호를 부여하라는 의미이다.

해설 · 1번-NOS, 2번-NEC, 3번-각괄호, 4번-제외, 5번-Code also

정답 ①

16 수술 및 처치분류의 Code-also에 대한 내용으로 올바른 것은?

① 상세불명을 말한다.

② 수술 처치명을 보면 의미는 있지만 수술, 처치명을 다른 곳에 분류하지 않은 것이다.

③ 동의어를 의미한다.

④ 같이 분류하지 말고 다른 곳에 분류하라는 의미이다.

⑤ 처치 및 수술을 한 경우 동시에 시행한 경우 각각 코드번호를 부여하라는 의미이다.

해설 · 1번-NOS, 2번-NEC, 3번-각괄호, 4번-제외, 5번-Code also

정답 ⑤

17 수술 및 처치분류 준칙이 올바르지 않은 것은?

① 어떤 시행을 한 처치가 실패한 경우에도 코딩한다.

② 내시경 생검을 한 경우 Closed biopsy로 분류한다.

③ 내시경적 수술이나 개복수술인 경우를 구분하여 코딩한다.

④ 장기이식한 경우 장기에 대하여 세분화하여 코딩한다.

⑤ 양쪽장기인 경우 한쪽인지 양쪽인지를 구분하여 분류하지 않는다.

해설 · 양쪽에 있는 장기인 경우 한쪽하였는지 양쪽여부에 따라 확인한 이후에 분류한다.

정답 ⑤

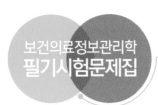
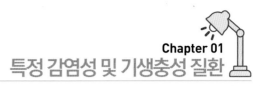

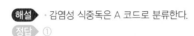

KCD 3권에서 찾은 후 KCD 1권 가서 확인하세요! 3권에서 찾은 경로를 써 가면서 연습하세요.(예제 처럼)

예제 임신 → …에 합병된 → 빈혈 → 철결핍성

---

1 감염성 질환이지만 A, B 코드가 아닌 다른 코드로 분류하는 경우가 아닌 것은?

① 감염성 식중독

② 어떤 조직에 한정된 국소감염인 경우

③ 임신의 합병증이 감염성 질환인 경우

④ 급성 기관지염

⑤ 인체내에 병원체를 가지고 있으면서 자각적 무증상 보균자

해설 · 감염성 식중독은 A 코드로 분류한다.
정답 ①

---

2 Acute Lower respiratory Infection를 올바르게 분류한 것은?

① A16.1   ② J20

③ J22   ④ Z22.7

⑤ J06.9

해설 · Acute Lower respiratory Infection 급성 하기도 감염은 J22로 분류한다.
정답 ③

---

3 Tetenus with ectopic gestation에 대하여 올바르게 분류된 것은?

① O08.1   ② O08.2

③ A34   ④ A33

⑤ O08.8

해설 · 자궁외 임신을 동반한 파상풍은 A34로 분류한다.(파상풍 → 유산 또는 자궁외임신을 동반한)
정답 ③

04 Facialis herpes simplex에 대한 올바른 분류는?

① B00.1

② O08.2

③ A34

④ A33

⑤ O08.8

> **해설** ▸ 얼굴 단순 헤르페스
> 헤르페스 감염 등의 바이러스 감염은 B 코드로 분류한다.
>
> **정답** ① ①

05 A, B 코드에 대한 분류 준칙으로 틀린 것은?

① 만성 위장염은 A 코드로 분류하지 않는다.

② 결핵은 A 코드로 분류한다.

③ 선천성 결핵과 산후기 결핵은 A 코드로 분류하지 않는다.

④ 결핵을 유발한 인체면역바이러스는 A 코드로 분류한다.

⑤ 파상풍이 산후기에 걸린경우 A 코드로 분류한다.

> **해설** ▸ 결핵을 유발한 인체면역바이러스는 B 코드로 분류한다.
>
> **정답** ④ ④

06 Acute gastroenteritis에 대한 올바른 분류는?

① A09.0

② A08.1

③ A09.9

④ K52.9

⑤ A17.0

> **해설** ▸ 급상 위장염은 A08.1로 분류한다.
>
> **정답** ② ②

07 Sequelae of tuberculosis에 대한 올바른 분류는?

① B66.4

② B90.9

③ B90.1

④ A16.1

⑤ B90.2

> **해설** ▸ 결핵의 후유증
> 결핵으로 인하여 후유증을 일으킨 경우 B 코드로 분류한다.
>
> **정답** ② ②

8 Cytomegaloviral hepatitis에 대한 올바른 분류는?

① B25.0+G02.*   ② B01.1+G05.1*   ③ B25.0+J17.1*

④ B25.1+K77.0*   ⑤ B25.8

> **해설** ・거대세표 바이러스 간염은 이원분류한다.
> **정답** ④

9 Pneumonic Tuberculosis conplicating pregnancy at 30weeks에 대하여 올바르게 분류된 것은?

① A16.21   ② O98.0

③ A15.21   ④ A16.21, O98.0

⑤ A15.21, O98.0

> **해설** ・임신 30주에 합병된 폐결핵 → 결핵에 대한 코드와 임신의 합병증인 결핵 코드를 부여한다.
> **정답** ④

10 Obsterical tetanus에 대한 올바른 분류는?

① A32.7   ② A15.1   ③ B92

④ A34   ⑤ B16.8

> **해설** ・산과적 파상풍
> 　산과적 파상풍은 O 코드로 분류하지 않고 A 코드로 분류한다.
> **정답** ④

11 HIV(Human immunodefliciency virus) resulting in candidal infection을 올바르게 분류한 것은?

① B20.4   ② B20.9

③ B20.0   ④ B20.3

⑤ B20.5

> **해설** ・칸디다 감염을 유발한 HIV는 B20.4로 분류한다.
> **정답** ①

12 A, B 코드에 대한 분류 준칙으로 틀린 것은?

① 조기 선천 매독과 만기 선천 매독의 기준은 2년이다.

② 사람면역결핍바이러스(인체면역결핍바이러스)로 인하여 다발성 질병을 가져온 경우 4단위에 .8로 분류한다.

③ 사람면역결핍바이러스(인체면역결핍바이러스)로 인하여 다발성 질병을 가져온 경우 각각 분류한다.

④ 결핵의 후유증은 B 코드로 분류한다.

⑤ 임신 상태의 결핵은 A 코드로 분류하지 않는다.

> **해설** · 사람면역결핍바이러스(인체면역결핍바이러스)로 인하여 다발성 질병을 가져온 경우 4단위에 .7로 분류한다.
> **정답** ②

13 Latent tuberculosis 를 올바르게 분류한 것은?

① A16.1 ② A15.1 ③ A19

④ Z22.7 ⑤ B16.8

> **해설** · Latent tuberculosis 잠복 결핵 Z22.7(Z22._는 보균자인경우 분류하는 코드이다.)
> **정답** ④

14 Foodborne Vibrio parahaemolyticus intoxication에 대한 올바른 분류는?

① A05.3 ② A15.1 ③ A01.

④ Z22.7 ⑤ B16.8

> **해설** · 장염비브리오균에 의한 식중독
> 장감염질환은 A00~A09로 분류한다.
> **정답** ①

15 Hepatitis A with hepatic coma에 대한 올바른 분류는?

① B15.0 ② A08.1 ③ B06.8

④ K52.9 ⑤ P35.0

> **해설** · 간성혼수가 있는 A형간염
> 바이러스 간염은 B15~B19로 분류한다.
> **정답** ①

16 Dermatitis verrucosis에 대한 올바른 분류는?

① L15.0　　　　　　　② A08.1

③ B43.0　　　　　　　④ L27.0

⑤ L35.1

해설 • 사마귀피부염은 피부질환 코드 L 코드로 분류하지 않고 B 코드로 분류한다.
정답 ③

17 Infection due to Salmonella paratyphi NOS에 대한 올바르게 분류한 것은?

① A16.1　　　　　　　② A15.1

③ A01.0　　　　　　　④ Z22.7

⑤ B16.8

해설 • 장티푸스균에 의한 감염
　　　장감염질환은 A00~A09로 분류한다.
정답 ③

18 Syphilis NOS causing death under two years of age에 대한 올바른 분류는?

① A32.7　　　　　　　② A15.1

③ A41.0　　　　　　　④ A50.2

⑤ B16.8

해설 • 2세 미만의 사망 원인이 된 매독
정답 ④

19 Sequelae of leprosy에 대한 올바른 분류는?

① A05.3　　　　　　　② A15.1

③ B92　　　　　　　　④ Z22.7

⑤ B16.8

해설 • 나병의 후유증
　　　나병은 A30으로 분류하지만 나병의 후유증은 B 코드로 분류한다.
정답 ③

20   Varicella pneumonia에 대한 올바른 분류는?

① B01.0+G02.*

② B01.1+G05.1*

③ B01.2+J17.1*

④ B02.0+G05.1*

⑤ O08.8

> **해설** • 수두폐렴은 이원분류한다.
>
> **정답** ③

21   Sepsis due to Staphylococcus aureus에 대한 올바른 분류는?

① A32.7

② A15.1

③ A41.0

④ A34

⑤ B16.8

> **해설** • 황색포도알균에 의한 패혈증
> 제 3권에서 패혈증으로 가서 찾는다.
>
> **정답** ③

22   Candidal vulvovaginitis에 대한 올바른 분류는?

① B37.40+N37.0.*

② B37,3+N77.1*

③ B37.41+N51.2*

④ B37.5+G02.1*

⑤ B37.2

> **해설** • 칸디다 외음질염은 이원분류한다.
>
> **정답** ②

23   cerebral paragonimiasis에 대한 올바른 분류는?

① B66.4

② J17.0

③ B06.8

④ B35.0

⑤ B35.1

> **해설** • 뇌폐흡충증
> – 폐흡충증은 폐흡충증이 폐에 기생하여 생기는 병으로 기생충이 뇌로 이동하여 질병을 일으킨다.
> – 폐흡충증은 감염질환인 B 코드로 분류한다.
>
> **정답** ①

24 Tsutsugamushi fever에 대한 올바른 분류는?

① A32.7　　　　　　② A74.8

③ A41.0　　　　　　④ A50.2

⑤ A75.3

해설 ・ 쯔쯔가무시열
정답 ⑤

25 Congenital rebella에 대한 올바른 분류는?

① A09.0　　　　　　② A08.1

③ B06.8　　　　　　④ K52.9

⑤ P35.0

해설 ・ 선천 풍진은 B 코드로 분류하지 않고 P 코드로 분류한다.
정답 ⑤

26 Dermatophytosis of nail에 대한 올바른 분류는?

① B15.0　　　　　　② A08.1

③ B06.8　　　　　　④ B35.0

⑤ B35.1

해설 ・ 손발톱의 백선증
　　　손발톱의 백선증은 백선균에 의하여 손톱과 발톱이 감염되어 나타나는 증상
정답 ⑤

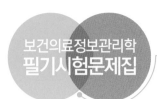
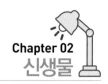

KCD 3권에서 찾은 후 KCD 1권 가서 확인하세요! 3권에서 찾은 경로를 써 가면서 연습하세요.(예제 처럼)
[예제] 임신 → …에 합병된 → 빈혈 → 철결핍성

1　C 코드의 내용으로 틀린 것은?

① Lymph는 무조건 원발로 분류한다.

② 의사의 기록이 전이로 기록된 경우 Morphology에서는 원발부위가 아닌 전이로 분류하고 해부학적 부위도 전이로 분류한다.

③ 신생물의 형태학과 해부학적 부위를 분류한다.

④ 원발부위의 신생물이 치료되었고 전이부위에 대하여 치료를 받고 있는 중이라면 원발부위에 대하여 C 코드로 분류할 수 없다.

⑤ 신생물의 해부학적 부위가 기재되지 않고 Morphology만 기재되어 있는 경우 C80으로 분류한다.

[해설] • Lymph는 원발로 기재되지 않는 한 전이로 분류한다.
[정답] ①

2　Benign medulary carcinoma of thyroid gland에 대하여 올바른 분류는?

① M8345/3, C73
② M8345/0, C73
③ M8345/3, D09.30
④ M8345/0, D09.30
⑤ M8345/0, C73

[해설] • medulary carcinoma of thyroid gland는 M8345/3, C73이지만 양성이므로 형태학을 바꾸고 M8345/0 갑상선의 양성인 D09.30으로 분류한다.
[정답] ④

03 metastatic carcinoma. Adeno-squamous type of cervix에 대하여 올바른 분류는?

① C53.9
② C53.9, M8560/6
③ M8560/6
④ C79.81
⑤ C79.81, M8560/6

해설 · metastatic carcinoma. Adeno-squamous type of cervix에 대한 분류는 C79.81, M8560/6으로 분류한다.
정답 ⑤

4 Sequamous cell carcinoma of skin, upper lung, cervix에 대한 올바른 분류는?

① M8890/3, C97, C44.9, C34.19, C53.9
② M8890/3, C44.9
③ M8890/3
④ M8890/3, C34.19
⑤ M8890/3 C53.9

해설 · 신생물이 여러 부위에 발생한 경우 C97을 주진단으로 한다.
정답 ①

5 sequamous cell carcinoma of external lower lip에 대하여 올바른 분류는?

① C00.1
② M8070/3
③ C00.4, M8070/3
④ C00.1, M8070/3
⑤ C00.2, M8070/3

해설 · sequamous cell carcinoma of external lower lip에 대한 분류는 C00.1, M8070/3으로 분류한다.
정답 ④

6 condylomatous carcinoma에 대한 올바른 분류는?

① M8480/3   ② M8054/3, C80.0

③ C80.9   ④ M8480/3, C80.0

⑤ M8054/3

> **해설** · 원발이나 전이부위의 명시가 없으면 형태학과 C80.0으로 분류한다.
>
> **정답** ④

7 해부학적 부위 한 장기에서 Maligant neoplasm of kidney adenocarcinoma, signet ring cell carcinoma에 대하여 올바른 분류는?

① C64.9

② M8140/6, C79.09

③ M8140/3, M8490/3

④ C64.9, M8140/3, M8490/3

⑤ C79.09, M8140/3, M8490/3

> **해설** · 한 장기에서 암 조직세포가 두개가 발견된 경우 암 조직세포에 대하여 각각 분류하여 C64.9, M8140/3, M8490/3으로 분류한다.
>
> **정답** ④

8 신생물 분류원칙 중 # 표시가 있는 해부학적 부위에 대한 내용으로 틀린 것은?

① 암세포 형태가 편평상피세포 암종이면 피부 악성신생물로 분류한다.

② 암세포 형태가 유두종이면 피부 악성 신생물로 분류한다.

③ 암세포 형태가 육종이면 결합조직의 해부학적 부위로 분류한다.

④ 암세포 형태가 표피양 암종이면 피부 악성 신생물로 분류한다.

⑤ 암세포 형태가 암종이면 전이된 것으로 분류한다.

> **해설** · 암세포 형태가 암종이면 전이된 것으로 분류하는 경우에는 〈 〉 표시가 해부학적 부위에 있는 경우이다.
>
> **정답** ⑤

09 myeloproliferative anemia에 대한 올바른 분류는?

① D47.4+D63.0*　　　　② D63.0*

③ D64.8　　　　④ D47.1

⑤ O99.0

> **해설** · 골수증식성 빈혈은 이원분류한다.
> **정답** ①

10 Carcinoma of stomach. Sequamous cell carcinoma of lung upper Lobe에 대하여 올바른 분류는?

① C97, M8010/3, C16.9, M8070/3, C34.19

② M8140/3,C16.9, M8127/3, C34.19

③ M8010/3, C16.9, M8140/6, C78.09

④ M8127/3, C78.09, M8010/3, C16.9

⑤ M8010/3, C16,9

> **해설** · 두 해부학적 부위의 원발 부위 암조직이 다른 경우 각각 암 조직 형태를 분류하고 다발성 코드를 주진단으로 주고 각각 해부학적 부위에 대하여 분류한다.
> **정답** ①

11 Cholangiohepatoma에 대하여 올바른 분류는?

① M8180/3　　　　② C22.0

③ M8180/3, C22.0　　　　④ M8054/3, C21.0

⑤ C21.0

> **해설** · Cholangiohepatoma에 대한 분류는 M8180/3, C22.0으로 분류한다.
> **정답** ③

12 Adenocarcinoma of inguinal lymph node에 대한 올바른 분류는?

① M8140/3, C76.3   ② M8140/3, C79.88

③ M8140/3, D04.5   ④ D48.7

⑤ M8140/3, C77.4

해설 · 림프절에 발생한 신생물은 모두 전이성으로 간주한다.

정답 ⑤

13 metastatic adenocarcinoma from kidney to regional lymph node에 대하여 올바른 분류는?

① C77.2, C64.9

② M8140/3, C64.9

③ M8143/3, C64.9, M8143/6

④ C77.2. M8140/3, C64.9, M8140/6

⑤ M8140/6, C77.2

해설 · 원발 부위와 전이부위의 암 조직 형태가 같은 경우 행동양식을 바꾸어 각각 코딩하여 주며 원발 부위와 전이부위의 해부학적 부위를 각각 코딩하여 준다.

정답 ④

14 〈 〉표시가 해부학적 부위에 있는 경우 신생물 분류 준칙이 맞는 것은?

① 암세포 형태가 편평상피세포 암종이면 피부 악성신생물로 분류한다.

② 암세포 형태가 유두종이면 피부 악성 신생물로 분류한다.

③ 암세포 형태가 육종이면 결합조직의 해부학적 부위로 분류한다.

④ 암세포 형태가 표피양 암종이면 피부 악성 신생물로 분류한다.

⑤ 암세포 형태가 암종이면 전이된 것으로 분류한다.

정답 ⑤

15 신생물에서 하나의 검체 검사 결과 다음과 같이 검사 결과지에 기술되어 있는 경우 Infiltrating duct carcinoma, Spindle cell carcinoma에 대하여 올바로 분류한 것은?

① M8500/3

② M8032/3

③ M8500/3, M8032/2

④ M8500/0, M8032/3

⑤ M8500/3, M8032/0

> **해설** • 하나의 검사물에서 암의 조직세포가 두개로 검사 결과지에 기술되어 있는 경우 두개의 암세포를 포함하는 Morphology가 있다면 혼합형으로 분류하거나 두개의 Morphology 번호가 높은 숫자로 분류한다.
>
> **정답** ①

16 Adenocarcinoma of abdomen에 대하여 올바른 분류는?

① M8140/3, C76.0

② M8140/3, C76.1

③ M8140/3, C76.2

④ M8140/3, C76.4

⑤ M8140/3, C76.5

> **해설** • 암이 인접한 부위에 발생하였지만 원발 부위를 모를 때 C76_으로 분류한다.
>
> **정답** ③

17 mucoepidermoid carcinoma to submandibular gland에 대하여 올바른 분류는?

① C08.0

② M8430/3, C79.88

③ M8430/3, C08.0

④ C79.88

⑤ M8430/0, D04.6

> **해설** • mucoepidermoid carcinoma to submandibular gland는 M8430/3, C79.88로 분류한다.
>
> **정답** ②

18 adenocarcinoma of Lung에 대하여 올바른 분류는?

① M8000/3, C34.3

② M8140/3, C34.39

③ M8000/6, C78.09

④ M8140/3, C34.99

⑤ M8000/3, C34.99

> **해설** • adenocarcinoma of Lung은 M8140/3, C34.99으로 분류한다.
>
> **정답** ④

19 신생물 분류 준칙으로 틀린 것은?

① Morphology에서 제시한 행동양식에 따라 해부학적 부위를 분류한다.

② 의사가 행동양식을 기술하지 않은 경우 Morphology에서 제시한 행동양식으로 분류한다.

③ 검사 결과지에 의하여 Morphology 번호가 두개인 경우 높은 번호로 분류한다.

④ 한 장기에서 Morphology가 두개가 발견되면 높은 번호로 분류한다.

⑤ 원발부위와 전이부위에 Morphology가 같은 경우 원발부위와 전이부위에 따라 행동양식을 바꾸어준다.

해설 · 한 장기에서 Morphology가 두개가 발견되면 각각 분류한다.
정답 ④

20 I had a stomach carcinoma status post 4 years ago에 대한 올바른 분류는?

① C16.9   ② C16.8

③ M8000/3, C16.9   ④ Z85.0

⑤ K80.30

해설 · 암에 대한 과거력에 대하여 Z 코드로 분류한다.
정답 ④

21 신생물 분류 준칙으로 틀린 것은?

① 암 조직 형태가 같은데 원발 부위가 각각 다른 해부학적 부위에 발생한 경우 C97을 주진단으로 분류하고 각각의 해부학적 부위에 따라 분류한다.

② 행동양식은 조직검사 결과지나 Morphology분류에 분류되어 있다.

③ 행동양식 /1은 악성으로 원발 부위 또는 속발부위가 불확실한 경우에 분류한다.

④ 행동양식 /3, /6은 원발과 전이를 나타낸다.

⑤ 행동양식 /0은 피낭을 형성한다.

해설 · 행동양식 /9은 악성으로 원발부위 또는 속발부위가 불확실한 경우에 분류한다.
정답 ③

22 Sequamous cell carcinoma of lip, oral cavity and pharynx에 대한 올바른 분류는?

① M8127/3, C14.8

② M8127/3, C00.6

③ M8127/3, C00.6, C06.9

④ M8127/3, C00.6, C06.9, C14.0

⑤ M8127, C06.9, C14.0

> **해설** ・중복병변 부위는 .8로 분류한다.
> **정답** ①

23 Sequamous cell carcinoma of transverse colon metastatic pancreas에 대하여 올바른 분류는?

① M8890/3, C18.4, C78.81

② M8890/6, C78.81

③ M8890/3, C18.4, M8890/6, C78.81

④ M8890/6, C18.4

⑤ M8890/6, C78.81

> **해설** ・암에 대하여 원발과 속발부위가 있는 경우 각각 분류한다.
> **정답** ③

24 전이를 의미하는 용어가 아닌 것은?

① Metastatic   ② malignant

③ extended to   ④ spread to

⑤ disseminate

> **정답** ②

25 mucoepidermoid carcinoma from submandibular gland에 대하여 올바른 분류는?

① C08.0

② M8430/3, C79.88

③ M8430/3, C08.0

④ C79.88

⑤ M8430/0, D04.6

> **해설** · mucoepidermoid carcinoma from submandibular gland는 M8430/3, C08.0으로 분류한다.
> **정답** ③

26 Carcinoma of Pylorus of stomach and duodenum, Primary site unknown에 대하여 올바른 분류는?

① M8010/3, C26.8

② M8010/3, C16.49

③ M8010/3, C17.0

④ M8010/3, C16.41

⑤ M8010/3, C17.0, C16.41

> **해설** · C15～C26 사이에 중복되면서 원발 부위를 모르는 경우 C26.8로 분류한다.
> **정답** ①

27 행동양식에 대한 설명으로 틀린 것은?

① 상피내 신생물은 기저막을 벗어나지 못하고 그 자리에 머물러 있다.

② 양성인 신생물은 재발이 거의 없고 피낭을 형성한다.

③ 악성 또는 양성여부가 불확실한 경우에도 행동양식으로 분류되어 있다.

④ 악성은 원발성만 행동양식으로 분류한다.

⑤ 인접한 주위조직으로 전이되는 것은 악성이다.

> **해설** · 악성은 원발성(/3)과 속발성(/6) 모두 행동양식으로 나뉜다.
> **정답** ④

28 adenocarcinoma from cervix to stomach에 대하여 올바른 분류는?

① M8140/3, C53.9, C78.80

② M8140/3, C53.9, M8140/6, C78.80

③ M8140/3, C16.99

④ M8140/3, V53.9

⑤ M8140/6, C53.9

해설 · 원발부위와 전이 부위가 기술되어 있으면 모두 분류한다.

정답 ②

29 다음 중 속발성을 의미하는 단어로만 구성된 것은?

가. invasive	나. malignant
다. spread to	라. infiltrated
마. scattered	바. preinvasive

① 가, 나, 다　　　　　② 나, 다, 라

③ 다, 라, 마　　　　　④ 라, 마, 바

⑤ 가, 나, 마

정답 ③

30 Islet cell carcinoma에 대한 올바른 분류는?

① C25.4　　　　　② C24.1

③ C41.1　　　　　④ M8150/3, C25.4

⑤ M8150/3, C41.1

해설 · 해부학적 부위에 대한 명시가 없다면 형태학 코드에 부여된 해부학적 코드를 부여한다.

정답 ④

31 신생물 분류 준칙으로 틀린 것은?

① 림프노드를 포함하여 원발인지 전이인지 명시가 없으면 원발로 분류한다.

② 한 장기안에서 인접하게 신생물이 발생하면서 원발부위미상은 .8로 분류한다.

③ 악성신생물이 치료 후 재발한 경우 U 코드로 분류한다.

④ 월발부위만 기재된 경우 원발부위만 분류한다.

⑤ 전이부위만 기재된 경우 전이부위만 분류한다.

해설 · 림프노드를 제외하고 원발인지 전이인지 명시가 없으면 원발로 분류한다.

정답 ①

32 상피내 신생물을 의미하는 단어가 아닌 것은?

① invasive ② intraepithelial

③ preinvasive ④ in place

⑤ malignant

정답 ⑤

33 해부학적 부위에 대하여 전이성으로 코딩해야 하는 곳이 아닌 곳은?

① Bone ② Spinal cord

③ stomach ④ Peritoneum

⑤ Diaphragm

정답 ③

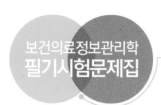

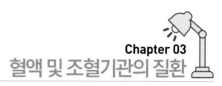

Chapter 03
혈액 및 조혈기관의 질환

> KCD 3권에서 찾은 후 KCD 1권 가서 확인하세요! 3권에서 찾은 경로를 써 가면서 연습하세요.(예제 처럼)
> **예제** 임신 → ···에 합병된 → 빈혈 → 철결핍성

---

1 Polycythaemia due to stress에 대한 올바른 분류는?

① D75.1   ② D75.9

③ D70   ④ D71

⑤ D78.8

> **해설** · 스트레스로 인한 적혈구 증가증
> **정답** ①

---

2 Thrombotic thrombocytopenic purpura에 대한 올바른 분류는?

① D59.5   ② M31.1

③ E64.4   ④ D89.1

⑤ D68.8

> **해설** · 혈전성 혈소판 감소성 자반은 D 코드로 분류하지 않고 M 코드로 분류한다.
> · 혈전성 혈소판 감소성 자반은 저 혈소판증과 혈전 미세혈관병증을 초래하는 혈액질환이지만 근골격계통 및 결합조직의 질환으로 분류된다.
> **정답** ②

---

3 빈혈에 대한 분류 준칙이 틀린 것은?

① 빈혈은 종류에 따라 분류한다.

② 신생아 빈혈은 P 코드로만 분류한다.

③ 임신 중 빈혈은 O 코드만 분류한다.

④ 약물복용으로 발생한 빈혈은 코드를 2개 분류한다.

⑤ 선천성 빈혈은 P 코드로 분류한다.

> **해설** · 임신중 빈혈은 O 코드와 빈혈의 종류에 따라 D 코드로 분류한다.
> **정답** ③

04 scurvy에 대한 올바른 분류는?

① D51.0   ② D52.0

③ D51.8   ④ D53.2

⑤ E54

해설 • 괴혈병
괴혈병 빈혈은 D 코드로 분류하며 괴혈병은 E 코드로 분류한다.

정답 ⑤

05 recurrent malarial anemia에 대한 올바른 분류는?

① D47.4+D63.0*   ② D54.1+D63.8*

③ D54.0+D63.8*   ④ A52.1+D63.8*

⑤ B76.9+D63.8*

해설 • D63._*은 빈혈에 대한 이원분류를 한다.

정답 ②

06 Splenomegaly NOS에 대한 올바른 분류는?

① D74.0   ② D72.0

③ D75.8   ④ R16.1

⑤ R72

해설 • 비장기능항진증은 D73.1로 분류하지만 비장비대는 증상으로 R 코드로 분류한다.

정답 ④

07 Posthaemorrhagic anaemia에 대한 올바른 분류는?

① D51.0   ② D50.0

③ D50.1   ④ D50.8

⑤ D52.1

해설 • 출혈후 빈혈
• 3권에서 빈혈에 가서 찾는다.

정답 ②

8 amino-acid deficiency anemia in IUP at 32 weeks에 대한 올바른 분류는?

① O99.0, D53.0　　　　　　　　② O99.0

③ D64.9, O99.1　　　　　　　　④ D53.0

⑤ D64.9, O99.0

> **해설** ▸ 아미노산 결핍 빈혈, 임신 32주
> 임신중 빈혈인 경우 임신 코드와 빈혈 코드를 분류한다.
>
> **정답** ▸ ①

9 Abnormal white blood cells에 대한 올바른 분류는?

① D70　　　　　　② D72.0　　　　　　③ D75.8

④ R23.0　　　　　⑤ R72

> **해설** ▸ 이상 백혈구
> 백혈구의 장애는 D72로 분류하지만 이상 백혈구는 증상으로 R 코드로 분류한다.
>
> **정답** ▸ ⑤

10 Trimethoprime induced folate deficiency anemia(말라리아 치료제로 사용)에 대한 올바른 분류는?

① D52.1, Y41.2　　　　② D52.1　　　　　③ D52.1, Y41.8

④ Y41.8　　　　　　　　⑤ D52.1, Y40.9

> **해설** ▸ 약물로 인한 빈혈은 손상외인 코드를 추가로 분류한다.
>
> **정답** ▸ ①

11 Transient neonatal neutropenia에 대한 올바른 분류는?

① D59.5　　　　　② P61.5　　　　　③ D70

④ D71　　　　　　⑤ P68.8

> **해설** ▸ 일과성 신생아 호중구 감소증은 P 코드로 분류한다.
>
> **정답** ▸ ②

12 Sickle cell anaemia에 대한 올바른 분류는?

① D51.0 　　　　　　　　　② D52.0

③ D57.1 　　　　　　　　　④ D53.2

⑤ E54

해설 • 낫 적혈구빈혈
3권에서 빈혈에 가서 찾는다.

정답 ③

13 Cryoglobulinae purpura에 대한 올바른 분류는?

① D59.5 　　　　　　　　　② D69.0

③ D64.4 　　　　　　　　　④ D89.1

⑤ D68.8

해설 • 한랭글로블린 혈증성 자반
한랭글로블린은 냉각하면 냉각함 응집하고 가열함 용해되는 단백질로 한랭글로블린이 혈중에 존재하게 되어 자반증의 증상 등이 나타난다.

정답 ④

14 Autoimmune haemolytic disease에 대한 올바른 분류는?

① D51.0 　　　　　　　　　② D58.0

③ D57.1 　　　　　　　　　④ D59.1

⑤ E54

해설 • 자가면역성 용혈성 질환
자가면역성 용혈성 질환은 적혈구가 일찍 파괴되는 후천성 질환이다.

정답 ④

15 Fibrinolytic purpura에 대한 올바른 분류는?

① D59.5   ② D52.0

③ D64.4   ④ D53.2

⑤ D65

해설 · 피부린용해성 자반

정답 ⑤

16 Hypoplastic anaemia에 대한 올바른 분류는?

① D51.0   ② D52.0

③ D57.1   ④ D53.2

⑤ D61.9

해설 · 저형성 빈혈
저형성 빈혈은 적혈구의 수가 줄어든 상태를 말한다.

정답 ⑤

17 Paroxysmal nocturnal haemoglobinuria에 대한 올바른 분류는?

① D59.5   ② D52.0

③ N57.1   ④ D53.2

⑤ N61.9

해설 · 발작성 야간 헤모글로빈뇨
– 발작성 야간 헤모글로빈뇨는 야간에 혈색소가 섞인 소변을 보는 것을 말하며 비뇨기계 분류
– 코드인 N 코드로 분류하지 않고 D 코드로 분류한다.

정답 ①

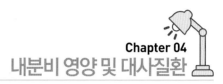

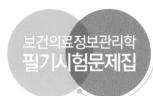

Chapter 04
내분비 영양 및 대사질환

KCD 3권에서 찾은 후 KCD 1권 가서 확인하세요! 3권에서 찾은 경로를 써 가면서 연습하세요.(예제 처럼)

예제 임신 → ···에 합병된 → 빈혈 → 철결핍성

---

1 당뇨에 대한 질병 분류 준칙이 틀린 것은?

① 당뇨는 제 1권에서 분류한다.

② 당뇨는 합병증을 유발하여 이원분류되어 있는 것도 있다.

③ 당뇨의 합병증이 다발성일 때 당뇨타입. 7만 부여하면 된다.

④ 당뇨가 약물복용으로 발생한 경우 추가적으로 약물화학 물질에 대한 분류를 한다.

⑤ 약물 유발성 당뇨는 E13으로 분류한다.

해설 · 당뇨의 합병증이 여러개일 때 당뇨타입. 7을 부여하고 합병증에 대하여 각각 분류한다.
정답 ③

---

2 congenital atrophy of thyroid에 대한 올바른 분류는?

① Q13.9   ② E03.1

③ Y56.0   ④ E01.1

⑤ E13.9

해설 · 선천성 갑상선 위축은 선천성 코드 Q로 분류하지 않고 E 코드로 분류한다.
정답 ②

---

3 Hypersecretion of epinephrine에 대한 올바른 분류는?

① K31.88   ② F45.3

③ E27.5   ④ E07.0

⑤ E05.8

해설 · 내분비선의 과다분비에 대하여 E 코드로 분류한다.
정답 ③

04 Transitory neonatal hypoparathyroidism에 대한 올바른 분류는?

① Q13.9   ② P72.1

③ Q56.0   ④ E05

⑤ P71.4

해설 • 일과성 신생아 부갑상선 기능저하증은 E 코드로 분류하지 않고 P 코드로 분류한다.
정답 ⑤

05 인슐린 의존성 당뇨를 나타내는 3단위 분류 코드는?

① E10   ② E11

③ E12   ④ E13

⑤ E14

정답 ①

06 Zollinger Ellison syndrome에 대한 올바른 분류는?

① E06.5   ② E15

③ E06.3   ④ E06.8

⑤ E16.4

해설 • 졸린거 엘리슨 증후군
졸린거 엘리슨 증후군은 종양 때문에 위에서 많은 산을 분비하여 위궤양을 일으키는 질병이다.
정답 ⑤

07 Congenital goitre에 대한 올바른 분류는?

① Q13.9   ② E03.1

③ Q56.0   ④ E01.1

⑤ E03.0

해설 • 선천성 고이터는 선천성 코드 Q로 분류하지 않고 E 코드로 분류한다.
정답 ⑤

08 Endogenous hyperglyceridaemia에 대한 올바른 분류는?

① E77.0
② E66.8
③ E64.1
④ E78.1
⑤ E64.8

 해설 ▸ 내인성 고글리세라이드 혈증
정답 ▸ ④

09 Idopathic hypoparathyroidism in pregnancy에 대한 올바른 분류는?

① E20.0
② E21.0, O99.2
③ E20.0, O99.0
④ E20.0, O99.2
⑤ O99.2

 해설 ▸ 내분비 질환이 임신과 관련될 때는 O99.2로 분류하며 내분비 질환에 대하여 분류한다.
정답 ▸ ④

10 Vitamin A deficiency with conjunctival xerosis에 대한 올바른 분류는?

① E50.0
② E44.0
③ E06.3
④ E34.9
⑤ E32.2

 해설 ▸ 결막건조증을 동반한 비타민 A 결핍
정답 ▸ ①

11 Neonatal thyroxicosis에 대한 올바른 분류는?

① Q13.9
② P72.1
③ Q56.0
④ E05
⑤ E03.0

 해설 ▸ 신생아갑상선독증은 P 코드로 분류한다.
 정답 ▸ ②

12 Respiratory acidosis에 대한 올바른 분류는?

① E77.0 ② E66.8
③ E87.2 ④ E78.1
⑤ E64.8

 해설 · 호흡성 산증은 호흡기계통 질환 J 코드로 분류하지 않고 E 코드로 분류한다.
정답 ③

13 Nutritional due to Liver cancer에 대한 올바른 분류는?

① E64.9 ② C22.9, E64.9
③ C22.9 ④ C78.7
⑤ C78.7, E64.9

 해설 · 암으로 인한 영양실조는 E64._으로 분류한다.
정답 ②

14 Congenital hyperinsulinism에 대한 올바른 분류는?

① O01.5 ② E16.3
③ E15 ④ E06.5
⑤ E16.10

 해설 · 선천성 고인슐린증은 선천성 코드인 Q 코드로 분류하지 않고 E 코드로 분류한다.
정답 ⑤

15 Postpartum thyroiditis에 대한 올바른 분류는?

① O90.5 ② E72.1
③ O99.2 ④ E06.5
⑤ E03.0

 해설 · 분만 후 갑상샘염은 E 코드로 분류하지 않고 O 코드로 분류한다.
 정답 ①

16 Postprocedural hypopitultarism에 대한 올바른 분류는?

① E89.0   ② E89.8   ③ E89.2

④ E89.1   ⑤ E89.3

해설 · 처치 후 뇌하수체 기능저하증
처치 후 장애는 E89로 분류한다.

정답 ⑤

17 Insulin dependent diabetes mellitus with diabetic nonproliferative retinopathy에 대한 올바른 분류는?

① E10.31+H36.0*   ② E10.34+H28.0*

③ E10.40+G63.2*   ④ E10.51+H36.0*

⑤ E10.58

해설 · 당뇨는 KCD 1권가서 확인한다.

정답 ①

18 Autoimmune thyroiditis에 대한 올바른 분류는?

① E90.5   ② E72.1   ③ E06.3

④ E06.5   ⑤ E03.0

해설 · 자가면역성 갑상선염

정답 ③

19 Diabetes Mellitus following predinisolon therapy에 대한 올바른 분류는?

① E13.9   ② E13.9, Y56.0

③ Y56.0   ④ Y43.3

⑤ E13.9, Y43.3

해설 · 약물로 인한 당뇨인 경우에는 손상외인 분류를 추가적으로 한다.

정답 ②

20 Nephtogenic diabetes insipidus에 대한 올바른 분류는?

① E06.5   ② N15   ③ E06.3

④ N25.1   ⑤ E16.4

해설 · 신장성 요붕증
요붕증은 E23.2로 분류하며 신장성 요붕증은 N 코드로 분류한다.

정답 ④

21 Tuberculous Addison's에 대한 올바른 분류는?

① E06.5   ② A18.7   ③ E06.3

④ A25.1   ⑤ E16.4

해설 · 결핵성 에디슨병은 E27.2 코드로 분류하지 않고 A 코드로 분류한다.

정답 ②

22 Lymphocytic thyroiditis에 대한 올바른 분류는?

① E90.5   ② E72.1   ③ E06.3

④ E06.5   ⑤ E03.0

해설 · 림프구성 갑상선염

정답 ③

23 Non insulin dependent diabetes mellitus with polyneuropathy, proliferative retinopathy에 대한 올바른 분류는?

① E11.41+H36.0*   ② E11.21+H36.0*, E11.41+G63.2*

③ E11.41+G63.2*   ④ E11.7, E11.32+H36.0*, E11.41+G63.2*

⑤ E11.7

해설 · 당뇨병성 증식성 망막병증.다발성 신경병증을 동반한 비인슐린 당뇨

정답 ④

24 sequelae of calcium deficiency에 대한 올바른 분류는?

① E50.0

② E64.0

③ E64.1

④ E64.2

⑤ E64.8

> **해설** · 영양실조 또는 영양결핍의 후유증은 E64._로 분류한다.
> **정답** ⑤

25 Hypersecretin of thyrocalcitonin에 대한 올바른 분류는?

① E11.5

② E07.0

③ E06.3

④ E06.8

⑤ E03.1

> **해설** · 타이로칼시토닌의 과다분비
> **정답** ②

26 Hypersecretion of gastric psychogenic에 대한 올바른 분류는?

① K31.88

② F45.3

③ E27.5

④ E07.0

⑤ E05.8

> **해설** · 심인성인 경우 F45._의 코드로 분류한다.
> **정답** ②

27 Polycystic ovarian syndrome에 대한 올바른 분류는?

① E20.5

② N15

③ E28.2

④ N25.1

⑤ E16.4

> **해설** · 다낭성 난소 증후군은 만성 부배란과 고안드로겐혈증의 증상을 가진 질환으로 N 코드로 분류하지 않고 E 코드로 분류한다.
> **정답** ③

28 Vitamin K deficiency of newborn에 대한 올바른 분류는?

① E20.5   ② E56.0

③ E28.2   ④ P53

⑤ P53.1

해설 · 신생아의 비타민 K 결핍
정답 ④

29 Morbid obesity에 대한 올바른 분류는?

① E60.0   ② E66.8

③ E64.1   ④ E64.2

⑤ E64.8

해설 · 병적 비만
정답 ②

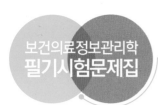

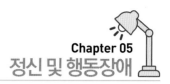

Chapter 05
정신 및 행동장애

> KCD 3권에서 찾은 후 KCD 1권 가서 확인하세요! 3권에서 찾은 경로를 써 가면서 연습하세요.(예제 처럼)
>
> **예제** 임신 → …에 합병된 → 빈혈 → 철결핍성

1 Expressive language disorder에 대한 올바른 분류는?

① F80.1　　　　　　　② F80.2

③ F80.8　　　　　　　④ F81.0

⑤ F81.2

> **해설** · 표현언어장애
> 언어, 시각, 공간적 수행능력 등의 장애가 유아기 소아기에 발생하는 장애는 F80~F89로 분류한다 표현언어
> 장애는 F80.1로 분류한다.
>
> **정답** ①

2 Organic delusional disorder에 대한 올바른 분류는?

① F06.2　　　　　　　② F07.0

③ F04.2　　　　　　　④ F15.1

⑤ F10.5

> **해설** · 기질성 망상성 장애
> **정답** ①

3 Dementia inhuman immunodeficiency virus disease에 대한 올바른 분류는?

① G31.00+F02.8*　　　② B22.0+ F02.4*

③ F10.7　　　　　　　④ G30.9+F00.9

⑤ F01.9

> **해설** · 사람면역결핍바이러스 질환에서의 치매
> **정답** ②

04 Hypochondriacal disorder에 대한 올바른 분류는?

① F43.1   ② F44.1   ③ F42.1

④ F45.2   ⑤ F40.2

> 해설 ・ 건강염려증 장애
> 정답 ④

05 Puerperal psychosis에 대한 올바른 분류는?

① F50.4   ② F53.0   ③ F53.1

④ F52.7   ⑤ F52.6

> 해설 ・ 산후기 정신병은 F53.1로 분류한다.
> 정답 ③

06 Paranoid schizophrenia에 대한 올바른 분류는?

① F10.8   ② F20.0   ③ F14.2

④ F16.9   ⑤ F19.2

> 해설 ・ 편집조현병
> 편집조현병은 다른 사람들이 자신을 싫어하고 비난하고 비웃는 것처럼 느껴고 자신을 죽일 것이라는 공포
> 에 빠져들어 대인관계를 단절해버리고 그러한 공포를 공격적으로 이겨내야 한다고 생각하고 비이성적인 행
> 동을 하는 질병이다.
> 정답 ②

07 Bipolar affective disorder, current episode severe depression with psychotic symptoms에 대한 올바른 분류는?

① F31.4   ② F31.5   ③ F31.1

④ F31.2   ⑤ F31.6

> 해설 ・ 양극성 정동장애, 현존 정신병적 증상이 있는 심한 우울증 등의 양극성 정동장애는 F31._ 코드로 분류한다.
> 정답 ②

08 정신 및 행동장애에 대한 질병 분류 준칙이 틀린 것은?

① 알츠하이머 치매는 조기와 만기로 나뉘어 분류한다.

② 정신활성 물질 사용으로 인한 정신행동 장애는 1권가서 확인 후 코딩한다.

③ 정신활성 물질이 2가지 이상인 경우 가장 많은 영향을 준 것을 주진단으로 하고 나머지는 부진단으로 한다.

④ 환자가 임신 중 심리적 장애로 구토를 하는 경우 F 코드로 분류한다.

⑤ 산후기 우울증인 경우 F53>_으로 분류한다.

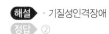 · 환자가 임신 중 심리적 장애로 구토를 하는 경우 O 코드로 분류한다.

정답 ④

09 Organicpersonality disorder에 대한 올바른 분류는?

① F06.0   ② F07.0   ③ F04.2

④ F15.1   ⑤ F10.5

해설 · 기질성인격장애

정답 ②

10 Bipolar affective disorder, current episode mild depression에 대한 올바른 분류는?

① F31.4   ② F30.0   ③ F31.0

④ F34.0   ⑤ F31.3

해설 · 양극성 정동장애, 현재 경도의 우울증

정답 ⑤

11 Dementia in due to multiple sclerosis에 대한 올바른 분류는?

① G35+F02.8*   ② G40.1+F02.8*

③ F10.7   ④ G30.9+F00.9

⑤ F01.9

해설 · 다발성 경화증으로 인한 치매는 G35+F02.8*로 분류한다.

정답 ①

12 Dissociative fugue에 대한 올바른 분류는?

① F44.1   ② F41.0   ③ F42.1

④ F43.0   ⑤ F40.2

해설 · 해리성 둔주
해리라는 의미는 연속적인 기억이 단절되는 현상을 의미하고 둔주는 라틴어로 도주라는 뜻을 가지고 있다.
해리성 둔주는 과거의 기억이 상실되어 가정이나 직장을 떠나 여행을 하는 등 방황하고 살아가는 것을 말한다.

정답 ①

13 Alcoholic hallucinosis에 대한 올바른 분류는?

① F10.8   ② F11.9   ③ F14.2

④ F16.9   ⑤ F10.5

해설 · 알코올성 환각증
정답 ⑤

14 Moderate mental retardation with the statement of minimal에 대한 올바른 분류는?

① F70.0   ② F70.1

③ F71.0   ④ F71.1

⑤ F71.9

해설 · 행동장애가 최소인 중증도 정신지체
중증도 정신지체는 소아기 때는 현저한 발육지연이 있으나 대부분 독립성 정도는 배울 수 있고 적당한 의사
소통 능력은 있다. 성인은 공동생활에서 생활과 일에 대한 여러가지 보조가 필요한 상태이다.

정답 ③

15 Delirum superiposed ondementia에 대한 올바른 분류는?

① F11.0   ② F13.0

③ F04   ④ F15.1

⑤ F10.0

해설 · 치매에 병발된 섬망
정답 ④

16 Cyclothymia에 대한 올바른 분류는?

① F22.0   ② F30.0

③ F31.0   ④ F34.0

⑤ F30.8

해설 • 순환기분장애
정답 ④

17 Post traumatic stress disorder에 대한 올바른 분류는?

① F43.1   ② F41.0

③ F42.1   ④ F43.0

⑤ F40.2

해설 • 외상 후 스트레스 장애는 손상 코드로 분류하지 않고 F 코드로 분류한다.
정답 ①

18 Psychogenic gastric ulcer 인 경우 올바른 분류는?

① F53.1   ② F54, K25.9

③ F53.1, K25.9   ④ F52.1, K25.9

⑤ K25.9

해설 • 질병의 원인이 심인성이라면 F 코드와 질병에 대한 분류를 한다.
정답 ②

19 Hypochondriacal disorder에 대한 올바른 분류는?

① F45.0   ② F45.2

③ F45.3   ④ F45.4

⑤ F45.8

해설 • 건강염려증성 장애는 F45.2로 분류한다.
정답 ②

20 Alcoholic hallucinosis에 대한 올바른 분류는?

① F06.0   ② F13.0   ③ F04

④ F15.1   ⑤ F10.5

 · 알코올성 환각증
 ⑤

21 Separation anxiety disorder of childhood에 대한 올바른 분류는?

① F91.8   ② F72.1   ③ F92.0

④ F73.1   ⑤ F93.0

 · 소아기의 분리불안장애
 ⑤

22 Dissociative stupor에 대한 올바른 분류는?

① F06.0   ② F13.0

③ F44.2   ④ F15.1

⑤ F10.5

해설 · 해리성 혼미
혼미는 증상 코드로 R 코드로 분류하지만 해리성 혼미는 F 코드로 분류한다.
정답 ③

23 Severe mental retardation with the statement of no에 대한 올바른 분류는?

① F70.1   ② F72.1

③ F60.5   ④ F73.1

⑤ F53.0

 · 행동장애가 없는 중증 정신지체
정신지체 분류 코드 F70~F79는 3권에서 찾은 후 1권에서 참조하여 분류한다.
정답 ②

24 psychological Overating에 대한 올바른 분류는?

① F50.4 　　　　　② F50.2 　　　　　③ F50.5

④ F50.8 　　　　　⑤ F50.9

> **해설** ・ 심인성 과식은 F50.4로 분류한다.
> **정답** ①

25 Behavioural disorders due to use of alcohol에 대한 올바른 분류는?

① F10.8 　　　　　② F11.9 　　　　　③ F14.2

④ F16.9 　　　　　⑤ F10.5

> **해설** ・ 알코올로 인한 행동 장애
> **정답** ①

26 Acute opioid intoxication에 대한 올바른 분류는?

① F11.0 　　　　　　　　② F13.0

③ F12.0 　　　　　　　　④ F14.0

⑤ F10.0

> **해설** ・ 급성 아편중독 등 정신활성물질로 인한 중독은 F 코드로 분류한다.
> **정답** ①

27 Psychosis psychogenic without mention of associated acute stress에 대한 올바른 분류는?

① F22.0 　　　　　　　　② F20.0

③ F14.2 　　　　　　　　④ F23.30

⑤ F23.39

> **해설** ・ 급성 스트레스와 관련된 언급이 없는 심인성 정신병
> 　　심인성 정신병은 급성 스트레스가 관련여부에 따라 5단위 분류하므로 3권에서 찾은 후 1권 가서 확인한다.
> **정답** ④

28 Anankastic personality disoreder에 대한 올바른 분류는?

① F53.1

② F64.1

③ F60.5

④ F51.6

⑤ F53.0

  해설 ▶ · 강박성 인격장애

정답 ▶ ③

29 Moderate depressive episode에 대한 올바른 분류는?

① F31.4

② F30.0

③ F32.1

④ F34.0

⑤ F31.3

  해설 ▶ · 중증의 우울 에피소드

정답 ▶ ③

30 Acrophobia에 대한 올바른 분류는?

① F40.8

② F40.0

③ F41.0

④ F34.0

⑤ F40.2

 해설 ▶ · 고소공포증

정답 ▶ ⑤

31 Postnatal depression에 대한 올바른 분류는?

① F43.1

② F44.1

③ F45.1

④ F51.6

⑤ F53.0

 정답 ▶ ⑤

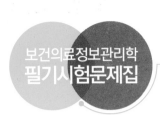
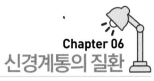

KCD 3권에서 찾은 후 KCD 1권 가서 확인하세요! 3권에서 찾은 경로를 써 가면서 연습하세요.(예제 처럼)

예제 임신 → …에 합병된 → 빈혈 → 철결핍성

1 Cerebrovascular accident with hemiplegia에 대한 분류가 맞는 것은?

① G83.1, I69.3　　　② G81.1, I69.3　　　③ G81.1, I64

④ G81.9, I64　　　⑤ G80.01, I64

해설 · 한쪽 마비를 동반한 뇌혈관 사고는 G81.9, I64으로 분류한다.
정답 ④

2 Essential tremor에 대한 올바른 분류는?

① G24.3　　　② G25.3　　　③ G25.4

④ G24.3　　　⑤ G25.0

해설 · 본태성 떨림은 G25.0으로 분류한다.
정답 ⑤

3 meningitis due to Hemophilus influenzae에 대한 올바른 분류는?

① G00.0　　　② G10　　　③ G12.20

④ G11.4　　　⑤ G11.8

해설 · 헤모필루스인플루엔자에 의한 수막염
정답 ①

4 Parkinson's disease에 대하여 올바른 분류는?

① G14　　　② G20　　　③ G21.1

④ G21.2　　　⑤ G21.4

해설 · 파킨슨병은 뇌의 도파민 신경세포 손상으로 손과 팔에 경련이 일어나고 보행이 어려워지는 만성 진행성 퇴행성 질병이다.
정답 ②

05 Carpal tunnel syndrome에 대한 올바른 분류는?

① G54.4

② G56.0

③ G50.0

④ G40.7

⑤ G54.0

해설 · 손목터널증후군

정답 ②

06 Encephalitis in congenital syphilis에 대한 올바른 분류는?

① A85.1+G05.0*

② A52.1+G05.0*

③ B25.8+G05.0*

④ A50.4+G05.0*

⑤ B00.4+G05.1*

해설 · 선천 매독에 의한 뇌염은 A50.4+G05.0*으로 분류한다.

정답 ④

07 Primary lateral sclerosis에 대한 올바른 분류는?

① G11.9

② G04.0

③ G12.22

④ G11.4

⑤ G11.8

해설 · 원발성 축삭경화증
원발성 축삭경화증은 뇌에서 연수나 척수로 전달되는 운동신경 또는 척수에서 근육으로 전달하는 운동신경
에 문제가 일어나는 중추신경계 질병이다.

정답 ③

8 Torticollis에 대한 올바른 분류는?

① G21.4

② M43.6

③ G12.22

④ M23.0

⑤ G24.0

해설 · 기운목은 G 코드로 분류하지 않고 근골격계 질환 M 코드로 분류한다.

정답 ②

09 Dementia in Alzhemer's disease with late onset에 대한 올바른 분류는?

① G30.0+F00.0* ② G30.1+F00.0*

③ G30.8+F00.2 ④ G31.03

⑤ G31.2

> **해설** · 알츠하이머 치매는 65세 전후로 하여 조기와 만기로 나뉘며 조기 알츠하이머 치매는(65세 이전) G30.0으로 분류되고 만기는(후유성) G30.1로(65세 이후) 분류된다.
>
> **정답** ②

10 신경계통 질환에 대한 질병 분류 준칙이 틀린 것은?

① 신경계통의 퇴행성 질환이 정신적 장애와 동반될 때 이원분류할 수 없다.

② 신생아 신경계통의 질환인 경우 P 코드로 분류한다.

③ 임신 상태의 신경계통의 질환인 경우 O 코드로 분류한다.

④ 편두통의 원인이 약물인 경우 약물 분류를 추가적으로 분류할 수 있다.

⑤ 편마비 및 사지마비 등이 주된 진료를 받지 않은 경우 주된 병태로 분류하지 못하고 부가적으로 분류한다.

> **해설** · 신경계통의 퇴행성 질환이 정신적 장애와 동반될 때 이원분류 할 수 있다.
>
> **정답** ①

11 Acute disseminated encephalomyelitis에 대한 올바른 분류는?

① G11.9 ② G04.0 ③ G12.20

④ G11.4 ⑤ G11.8

> **해설** · 급성 파종성 뇌척수염
>
> **정답** ②

12 Congenital spastic paralysis(cerebral)에 대한 올바른 분류는?

① G61.0 ② G56.0 ③ G71.2

④ G80.08 ⑤ G54.0

> **해설** · 선천성 강직성 마비는 Q 코드로 분류하지 않고 G 코드로 분류한다.
>
> **정답** ④

13 Vascular parkinsonism에 대한 올바른 분류는?

① G21.4　　　　　② G21.1　　　　　③ G12.22

④ G23.0　　　　　⑤ G24.0

 · 혈관성 파킨슨 증
정답 ①

14 Hereditary cerebellar ataxia에 대한 올바른 분류는?

① G11.9　　　　　② G10

③ G12.20　　　　　④ G11.4

⑤ G11.8

 · 유전성 소뇌의 운동실조
정답 ①

15 Chorea with heart involvement에 대한 올바른 분류는?

① G10　　　　　② I02.0

③ M43.6　　　　　④ G25.5

⑤ I24.0

해설 · 무도병은 G25.5로 분류하고 헌팅톤 무도병은 G10으로 분류한다.
· 심장 침범을 동반한 무도병은 I 코드로 분류한다.
정답 ②

16 spastic hemiplegia에 대한 올바른 분류는?

① G81.9　　　　　② G81.1

③ G80.01　　　　　④ G80.8

⑤ G83.8

 · 강직성 편마비는 G81.1로 분류한다.
정답 ②

17 Retinal migraine에 대한 올바른 분류는?

① G21.4 ② G43.8 ③ G41.0

④ G40.7 ⑤ G24.0

> **해설** ▸ 망막성 편두통은 H 코드로 분류하지 않고 G 코드로 분류한다.
> **정답** ▸ ②

18 Meningitis due to measles에 대한 올바른 분류는?

① A87.1+G02.0* ② B00.3+G02.0*

③ B05.1+G02.0* ④ B26.1+G02.0*

⑤ B06.0+G02.0*

> **해설** ▸ 홍역에 의한 수막염은 B05.1+G02.0*으로 분류한다.
> **정답** ▸ ③

19 Chronic post traumatic headache에 대한 올바른 분류는?

① G21.4 ② G43.8

③ G41.0 ④ G40.7

⑤ G44.3

> **해설** ▸ 만성 외상 후 두통은 손상 코드로 분류하지 않고 G 코드로 분류한다.
> **정답** ▸ ⑤

20 Meningitis in neuro syphilis에 대한 올바른 분류는?

① A52.1+G01* ② A02.2+G01*

③ A22,8+G01* ④ A50.4+G01*

⑤ A17.0+G01*

> **해설** ▸ 신경매독에서의 수막염은 A52.1+G01*으로 분류한다.
> **정답** ▸ ①

21 Translent global amnesia에 대한 올바른 분류는?

① G21.4   ② G43.8

③ G45.4   ④ G40.7

⑤ G44.3

> **해설** · 일과성 완전기억 상실
> **정답** ③

22 multiple sclerosis complicating pregnancy에 대한 올바른 분류는?

① O99.0, G14   ② O99.2 G15

③ O99.3, G15   ④ O99.1, G15

⑤ O75.4, G14

> **해설** · 임신에 합병된 다발성 경화증인 경우 임신관련 코드와 질병에 관련된 코드를 분류한다.
> **정답** ③

23 idiopathic hypersomnia에 대한 올바른 분류는?

① G21.4   ② G47.1

③ G45.4   ④ G40.7

⑤ G44.3

> **해설** · 과다 수면장애
> **정답** ②

24 Paresis of lower limb에 대한 올바른 분류는?

① G83.1   ② G56.0

③ G71.2   ④ G80.08

⑤ G82.2

> **해설** · 다리의 부전마비
> **정답** ①

25 Syndrome of paroxysmal facial pain에 대한 올바른 분류는?

① G21.4　　　　　　② G47.1　　　　　　③ G50.0

④ G40.7　　　　　　⑤ G44.3

 해설 · 발작성 안면통증증후군
정답 ③

26 Paralysis of both lower limbs에 대한 올바른 분류는?

① G61.0　　　　　　② G56.0

③ G71.2　　　　　　④ G80.08

⑤ G82.2

 해설 · 양쪽 다리의 마비
정답 ⑤

27 Postzoster neuralgia에 대한 올바른 분류는?

① A52.1+G01*　　　　　　② B02.2+G53.0*

③ A22,8+G53.1*　　　　　　④ A50.4+G01*

⑤ A17.0+G01*

해설 · 대상포진후 신경통은 G53*은 달리분류된 질환에서의 뇌신경장애에 대하여 이원분류한다.
정답 ②

28 Congenital muscular dystrophy에 대한 올바른 분류는?

① G61.0　　　　　　② G56.0

③ G71.2　　　　　　④ G40.7

⑤ G54.0

 해설 · 선천성 근디스트로피
　　　선천성 근디스트로피는 선천성 질환인 Q 코드로 분류하지 않고 G 코드로 분류한다.
정답 ③

29 Brachial plexus disorders에 대한 올바른 분류는?

① G54.4　　　　　　　　② G47.1

③ G50.0　　　　　　　　④ G40.7

⑤ G54.0

> **해설** · 상완신경총 장애
> **정답** ⑤

30 Acute infective polyneuritis에 대한 올바른 분류는?

① G61.0　　　　　　　　② G56.0

③ G50.0　　　　　　　　④ G40.7

⑤ G54.0

> **해설** · 급성 감염후 다발신경염
> **정답** ①

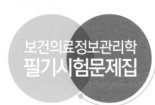
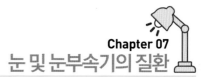

KCD 3권에서 찾은 후 KCD 1권 가서 확인하세요! 3권에서 찾은 경로를 써 가면서 연습하세요.(예제 처럼)
예제 임신 → …에 합병된 → 빈혈 → 철결핍성

1 Blindness of both eyes due to macular degeneration에 대한 올바른 분류는?

① H35.29, H54.0　　　　　　② H35.39, H54.0

③ H35.4, H54.0　　　　　　④ H35.19, H54.0

⑤ H35.6, H54.0

 해설 · 실명의 원인 질병이 있는 경우에는 실명의 원인질병을 주된 분류로 하고 실명에 대한 코드를 분류한다.
정답 ②

2 Degenerative myopia에 대한 올바른 분류는?

① H44.2　　　　　　② H01.1

③ H02.02　　　　　　④ H10.08

⑤ H11.3

 해설 · 퇴행성 근지
정답 ①

3 External stye에 대한 올바른 분류는?

① H00.0.0　　　　　　② H26.19

③ H25.09　　　　　　④ H26.39

⑤ H25.29

 해설 · 외부 다래끼
정답 ①

04 Senile macular degeneration에 대한 올바른 분류는?

① H44.2　　　　　　　　② H30.1

③ H31.4　　　　　　　　④ H35.11

⑤ H35.30

> **해설** ・ 노년성 황반변성
> **정답** ⑤

05 Optic atrophy에 대한 올바른 분류는?

① H47.2　　　　　　　　② H47.3

③ H47.4　　　　　　　　④ H47.6

⑤ H49.0

> **해설** ・ 시신경 위축은 H47.2로 분류한다.
> **정답** ①

06 Blepharoconjunctivitis에 대한 올바른 분류는?

① H00.0.0　　　　　　　② H26.19

③ H10.5　　　　　　　　④ H26.39

⑤ H25.29

> **해설** ・ 안검결막염
> **정답** ②

07 Strabismic amblyopia에 대한 올바른 분류는?

① H44.2　　　　　　　　② H53.02

③ H43.88　　　　　　　④ H35.11

⑤ H49.8

> **해설** ・ 사시성 약시
> **정답** ②

8 백내장에 대한 내용이 틀린 것은?

① 당뇨병의 원인으로 백내장이 온 경우 이원분류한다.

② 외상성 백내장인 경우에는 손상외인 코드도 추가적으로 분류한다.

③ 약물로 인하여 백내장이 온 경우 약물분류 코드를 추가적으로 분류한다.

④ 선천 백내장은 Q 코드로 분류한다.

⑤ 임신의 합병증의 당뇨는 H 코드로 분류한다.

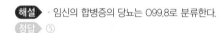
해설 · 임신의 합병증의 당뇨는 O99.8로 분류한다.
정답 ⑤

9 Neonatal obstruction of nasolacrimal duct에 대한 올바른 분류는?

① H04.52   ② P39.1   ③ H02.02

④ P72.1   ⑤ H25.29

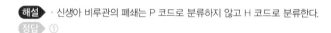
해설 · 신생아 비루관의 폐쇄는 P 코드로 분류하지 않고 H 코드로 분류한다.
정답 ①

10 Eczematous dermatitis of eyelid에 대한 올바른 분류는?

① H00.0.0   ② H01.1   ③ L10.5

④ H26.39   ⑤ H25.29

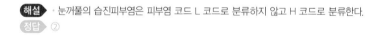
해설 · 눈꺼풀의 습진피부염은 피부염 코드 L 코드로 분류하지 않고 H 코드로 분류한다.
정답 ②

11 Low tension glaucoma에 대한 올바른 분류는?

① H25.09   ② H35.9   ③ H40.10

④ H40.11   ⑤ H40.12

해설 · 저안압 녹내장은 H40.10으로 분류한다.
정답 ③

12 Congenital malformation of orbit에 대한 올바른 분류는?

① H04.52 ② P39.1

③ Q10.7 ④ P72.1

⑤ H25.29

해설 • 안와의 선천기형은 H 코드로 분류하지 않고 Q 코드로 분류한다.
정답 ③

13 Senile entroplon of eyelid에 대한 올바른 분류는?

① H00.0.0 ② H01.1

③ H02.02 ④ H26.39

⑤ H25.29

해설 • 노년성 안검내반
안검내반은 아래 눈꺼풀을 당기는 근육이 약해져서 아래속눈썹이 바깥으로 향하지 않고 안으로 향하여 속눈썹을 찌르는 것이다.
정답 ③

14 The patient was a motocycle driver injured in collision with pedestrian Traumatic cataract에 대한 올바른 분류는?

① Q12.0, V20.4 ② H26.19, V20.4

③ H25.09, V20.4 ④ H26.39, V20.4

⑤ H25.29, V20.4

해설 • 외상성 백내장은 백내장 원인을 나타내는 손상외인 코드를 추가적으로 분류한다.
정답 ②

15 Vitiligo of eyelid에 대한 올바른 분류는?

① H00.0.0 ② H01.1

③ H02.02 ④ H02.7

⑤ H25.29

해설 • 눈꺼풀의 백반은 피부염 코드 L 코드로 분류하지 않고 H 코드로 분류한다.
정답 ④

16 Senile Incipient cataract에 대한 올바른 분류는?

① Q12.0
② H26.19
③ H25.09
④ H26.39
⑤ H25.29

 · 노년성 초기 백내장은 H25.09로 분류한다.
정답 ③

17 mucopurulent conjunctivitis에 대한 올바른 분류는?

① H04.18
② H01.1
③ H02.02
④ H10.08
⑤ H25.29

 · 점액 화농성 결막염
 ④

18 Lacrimal gland atrophy에 대한 올바른 분류는?

① H04.18
② H01.1
③ H02.02
④ H02.7
⑤ H25.29

 · 눈물샘 위축
 ①

19 Traumatic hyphaema에 대한 올바른 분류는?

① H44.2
② H21.1
③ H02.02
④ S05.1
⑤ H11.3

 · 외상성 전방출혈은 손상외인 코드로 분류한다.
 ④

20 Ocular pain에 대한 올바른 분류는?

① H44.2
② H53.02
③ H43.88
④ H567.1
⑤ H49.8

> **해설** · 눈통증은 R 코드로 분류하지 않고 H 코드로 분류한다.
> **정답** ④

21 Neonatal dacryocystitis에 대한 올바른 분류는?

① H04.18
② P39.1
③ H02.02
④ P72.1
⑤ H25.29

> **해설** · 신생아 누낭염은 H 코드로 분류하지 않고 P 코드로 분류한다.
> **정답** ①

22 External ophthalmoplegia에 대한 올바른 분류는?

① H44.2
② H30.1
③ H43.88
④ H35.11
⑤ H49.8

> **해설** · 외안근 마비
> **정답** ⑤

23 Subconjunctival haemorrhage에 대한 올바른 분류는?

① H04.18
② H01.1
③ H02.02
④ H10.08
⑤ H11.3

> · 결막하 출혈
> ⑤

24 Neuromyelitis optical에 대한 올바른 분류는?

① G36.0 ② H46

③ H43.88 ④ G35.1

⑤ H35.30

> **해설** · 시신경 척수염은 H 코드가 아닌 G 코드로 분류한다.
> **정답** ①

25 Exudative retinopathy에 대한 올바른 분류는?

① H44.2 ② H30.1

③ H02.02 ④ H10.08

⑤ H35.0

> **해설** · 삼출성 망막병증
> **정답** ⑤

26 Vitrous detachement에 대한 올바른 분류는?

① H44.2 ② H30.1

③ H43.88 ④ H35.11

⑤ H35.30

> **해설** · 유리체박리
> **정답** ③

27 Corectopia에 대한 올바른 분류는?

① Q44.2 ② H21.1

③ H21.5 ④ S05.1

⑤ Q13.2

> **해설** · 동공편위는 선천성 코드 Q 코드로 분류한다.
> **정답** ⑤

28 Pigmentary glaucoma에 대한 올바른 분류는?

① H44.2

② H40.11

③ H31.4

④ H35.11

⑤ H35.30

해설 · 색소 녹내장

정답 ②

29 Choroidal detachment에 대한 올바른 분류는?

① H44.2

② H30.1

③ H31.4

④ H10.08

⑤ H35.0

해설 · 맥락막 박리

정답 ③

30 Retinopathy of prematurity, stage 2에 대한 올바른 분류는?

① H44.2

② H30.1

③ H31.4

④ H35.11

⑤ H35.0

해설 · 미숙아 망막병증 2단계

정답 ④

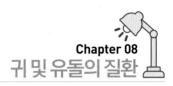
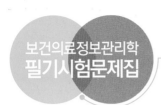

보건의료정보관리학
필기시험문제집

KCD 3권에서 찾은 후 KCD 1권 가서 확인하세요! 3권에서 찾은 경로를 써 가면서 연습하세요.(예제 처럼)

예제 임신 → …에 합병된 → 빈혈 → 철결핍성

---

1 Haemorrhagic otitis externa 에 대한 올바른 분류는?

① H60.4 ② H60.31

③ H60.1 ④ H60.5

⑤ H60.8

> **해설** · 출혈성 외이도염은 H60.31로 분류한다.
> **정답** ②

---

2 Cholesteastoma of external ear 에 대한 올바른 분류는?

① H60.4 ② H60.31

③ H60.1 ④ H60.5

⑤ H60.88

> **해설** · 외이의 진주종은 H60.4로 분류한다.
> **정답** ①

---

3 Acute perichondritis of external ear에 대한 올바른 분류는?

① H61.0 ② H60.5

③ H61.00 ④ H61.10

⑤ H65.0

> **해설** · 외이의 급성 연골막염은 H61.00으로 분류한다.
> **정답** ③

04 Acute allergic otitis media에 대한 올바른 분류는?

① H66.0
② H66.11
③ H65.2
④ H65.100
⑤ H65.30

> **해설** · 급성 알레르기성 중이염은 이염 → 중막 → 급성 → 알레르기성으로 찾는다.
> **정답** ④

05 chronic serous otitis media에 대한 올바른 분류는?

① H66.0
② H66.11
③ H65.20
④ H65.100
⑤ H65.30

> **해설** · 만성 장액성 중이염은 H65.20으로 분류한다.
> **정답** ③

6 Acute suppurative otitis media without spontaneous rupture of ear drum에 대한 올바른 분류는?

① H65.91
② H65.0
③ H65.09
④ H66.20
⑤ H66.000

> **해설** · 자발적 고막파열을 동반하지 않은 급성 화농성 중이염은 H66.000으로 분류하며 이염 → 중막 → 급성 → 화농성으로 찾는다.
> **정답** ⑤

7 Acute Eustachian salpingitis에 대한 올바른 분류는?

① H65.91
② H68.00
③ H65.09
④ H66.20
⑤ H66.000

> **해설** · 급성 귀인두관염은 H68.00으로 분류한다.
> **정답** ②

08 Otitis media in viral disease에 대한 올바른 분류는?

① A18.6+H67.0*
② A38+H67.0*
③ B34.9+H67.1*
④ B05.3+H67.1*
⑤ J01.8+H67.1*

> **해설** • 중이염의 발생한 원인이 있는 경우 이원분류한다.
> **정답** ③

09 Central Perforation of tympanic membrane due to temporal bone fracture에 대한 올바른 분류는?

① H72.0, S02.1
② H72.8, S02.1
③ H73.0, S02.1
④ H73.08, S02.1
⑤ H71.0, S02.1

> **해설** • 측두골의 골절로 인한 고막의 중심 천공(고막이 천공된 원인이 있다면 천공된 고막과 원인 질병을 같이 분류한다.)
> **정답** ①

10 Cochlear otosclerosis에 대한 올바른 분류는?

① H81.0
② H83.0
③ H80.2
④ H90.0
⑤ H90.2

> **해설** • 달팽이관 귀경화증은 H80.2로 분류한다.
> **정답** ③

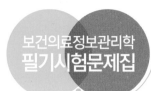

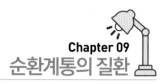

> KCD 3권에서 찾은 후 KCD 1권 가서 확인하세요! 3권에서 찾은 경로를 써 가면서 연습하세요.(예제 처럼)
>
> [예제] 임신 → …에 합병된 → 빈혈 → 철결핍성

1 다음 중 나이를 상관없이 분류할 수 있는 질환으로만 구성된 것은?

가. 알츠하이머 치매	나. 기관지염
다. 매독	라. 임신
마. 녹내장	바. 폐렴
사. 위장염	

① 가, 나, 다 ② 나, 다, 라

③ 마, 바, 사 ④ 가, 나, 바

⑤ 다, 라, 사

> **해설** · 매독: 생후 2년, 기관지염: 15세 이상과 15세 미만
> · 알츠하이머 치매: 65세 이하, 65세 이상
> · 임신: 35세 이상 출산 시 초고령 임산부 관리
>
> **정답** ③

2 Cerebral infarction due to of carotid artery에 대한 올바른 분류는?

① I63.02 ② I61.5

③ I65.0 ④ I65.3

⑤ I67.4

> **해설** · 경동맥의 혈전증에 의한 대뇌경색증은 대뇌동맥 등에 혈전증 또는 색전증으로 인한 뇌경색은 I63._으로 분류하고 폐쇄 및 협착은 I66._으로 분류한다.
>
> **정답** ①

03 Cardiomyopathy complication in the puerperium에 대한 올바른 분류는?

① I25.5　　　　　　　　② O99.4

③ O99.3　　　　　　　　④ I42.0

⑤ I42.20

> **해설** ▶ 산후기에 합병된 심근병증은 O 코드로 분류한다.
> **정답** ③

04 Hypertensive heart and renal disease with renal failure에 대한 올바른 분류는?

① I10.9　　　　　　　　② I11.0

③ I12.0　　　　　　　　④ I13.0

⑤ I15.2

> **해설** ▶ 심부전을 동반한 고혈압성 심장 및 신장 질환. 즉 I11._과 I12._일경우에 I13._으로 분류한다.
> **정답** ④

5 Mitral stenosis, IUP at 28 weeks에 대한 올바른 분류는?

① O99.0, I05.0　　　　　② O99.1, I05.0

③ O99.2, I05.0　　　　　④ O99.3, I05.0

⑤ O99.4, I05.0

> **해설** ▶ 임신 상태의 판막장애인 경우에는 각각 분류한다.
> **정답** ⑤

6 Raynaud's disease에 대한 올바른 분류는?

① I72.4　　　　　　　　② I71.1

③ I73.0　　　　　　　　④ I69.0

⑤ I69.1

> **해설** ▶ Raynaud's disease은 레이노병으로 찾는다.
> **정답** ③

07 판막의 장애에 대하여 질병 분류할 때 틀린 내용은?

① 판막의 장애가 두 가지 이상이면 I08로 분류한다.

② 다발성 판막질환은 I08을 주진단으로 하고 각각의 판막질환에 대하여 추가 분류한다.

③ 판막질환에 류마티스성 문구가 없으면 비류마티스성으로 분류한다.

④ 판막의 장애가 감염으로 발생한 경우 I39_*으로 분류한다.

⑤ 비류미티스스성 판막질환은 I34~I38까지 분류할 수 있다.

> **해설** · 다발성 판막질환은 각각 추가 분류하지 않는다.
> **정답** ②

8 Hypertensive renal disease with renal failure에 대한 올바른 분류는?

① I10.9   ② I11.0   ③ I12.0

④ I13.0   ⑤ I15.2

> **해설** · 신부전을 동반한 고혈압성 신장병은, 즉 신장질환이 고혈압과 같이 있을 때 I12._으로 분류한다.
> **정답** ③

9 Tricuspid stenosis with insufficiency에 대한 올바른 분류는?

① I06.2   ② I05.2   ③ I07.2

④ I05.8   ⑤ I07.1

> **해설** · 기능부전을 동반한 삼천판 협착은 I07.2로 분류한다.
> **정답** ③

10 Cerebral infarction due to thrombosis of precerebral arteries에 대한 올바른 분류는?

① I60.9   ② I60.8   ③ I63.0

④ I45.3   ⑤ S06.60

> **해설** · 뇌전동맥의 혈전증으로 인한 뇌경색증인 뇌혈관 질환은 I60~I69로 분류한다.
> **정답** ③

11 Ateroscerosis of aorta에 대한 올바른 분류는?

① I70.01　　　　　② I70.00　　　　　③ I70.10

④ I71.11　　　　　⑤ I71.0

해설 • 죽상경화증 코드 I70._에는 세동맥 경화증, 동맥경화증 등을 포함하며 괴저동반 유무에 따라 5단위 분류를 구분한다.

정답 ②

12 순환기 계통에 대한 질병 분류 준칙이 틀린 것은?

① 판막의 장애가 두 가지 이상이면 I08로 분류한다.

② 고혈압은 원발성과 이차성으로 분류한다.

③ 고혈압에 의하여 심부전이 온 경우 I11._으로 분류한다.

④ 고혈압에 의하여 만성 신장기능상실 N18._ 인 경우 I12._으로 분류한다.

⑤ 고혈압에 의하여 심장질환과 신장질환이 온 경우 I14._으로 분류한다.

해설 • 고혈압에 의하여 심장질환과 신장질환이 온 경우 I13._으로 분류한다.

정답 ⑤

13 Subarachnoid hemorrhage following injury without open intracranial wound에 대한 올바른 분류는?

① I60.9　　　　　② I66.9　　　　　③ I46.0

④ S06.6　　　　　⑤ S06.60

해설 • 뇌혈관 질환이 외상성인 경우에는 손상외인 코드로 분류하며 개방성과 폐쇄성에 따라 분류한다.

정답 ⑤

14 Hemopericardium as current complicating following acute myocardial infarction에 대한 올바른 분류는?

① I24.0　　　　　② I23.4　　　　　③ I23.0

④ I25.1　　　　　⑤ I25.3

해설 • 급성 심근경색증으로 인하여 합병증이 발생한 경우 I23._으로 분류한다.

정답 ③

15 다음 중 고혈압 분류에 대한 내용으로 틀린 것은?

① 뇌혈관 질환과 고혈압인 경우 고혈압을 추가 분류할 수 있다.

② 허혈성 심장질환과 고혈압이 동반된 경우 허혈성 심장질환으로 분류한다.

③ 고혈압에 의하여 심부전이 온경우 I11._으로 분류한다.

④ 고혈압에 의하여 만성 신장기능상실 N18._인 경우 I12._으로 분류한다.

⑤ 고혈압은 원발성과 이차성으로 분류한다.

> **해설** · 허혈성 심장질환과 고혈압이 동반된 경우 각각 분류한다.
> **정답** ②

16 Mitral stenosis with aortic in sufficiency에 대한 올바른 분류는?

① I08.2   ② I08.0   ③ I08.1

④ I05.1   ⑤ I08.3

> **해설** · 판막의 장애가 두 가지 인경우에는 I08._으로 분류하며 승포판.대동맥판. 삼첨판등의 판막장애에 따라 4단위 분류한다.
> **정답** ②

17 Atrioventricular block second degree에 대한 올바른 분류는?

① I44.1   ② I44.0   ③ I45.0

④ I45.3   ⑤ I45.6

> **해설** · 방실차단 2도는 I44.1으로 분류한다.
> **정답** ①

18 Stenosis of anterior cerebral artery에 대한 올바른 분류는?

① I63.02   ② I61.5   ③ I65.0

④ I66.1   ⑤ I67.4

> **해설** · 앞 대뇌동맥의 협착은 I66.1로 분류한다.
> · 대뇌동맥 등에 혈전증 또는 색전증으로 인한 뇌경색은 I63._으로 분류하고 폐쇄 및 협착은 I66._으로 분류한다.
> **정답** ④

19 Pre-existing benign hypertension complicating IUP at 32 weeks에 올바른 분류는?

① O10.4　　　　　　　　　　　② O10.0

③ O11　　　　　　　　　　　　④ O10.2

⑤ O13

> **해설** · 임신 중 선재성 고혈압은 O10._으로 분류한다.
> **정답** ②

20 Hypertension due to other renal disorders에 대한 올바른 분류는?

① I13.1, N28.9　　　　　　　　② I15.0, N28.9

③ I15.1, N28.9　　　　　　　　④ I15.22, N28.9

⑤ I12.0, N28.9

> **해설** · 다른 질병으로 인하여 고혈압이 생긴 경우 이차성 고혈압 코드를 부여하고 원인 질병에 대하여 분류한다.
> **정답** ③

21 순환기 계통에 대한 질병 분류 준칙이 틀린 것은?

① 급성 심낭염이 감염으로 발생한 경우 감염에 대하여 추가 분류하지 않고 I 코드로 분류한다.
② 허혈성 심장질환과 고혈압이 동반된 경우 각각 분류한다.
③ 과거에 심근경색증을 진단받고 치료되어 현재 증상이 없는 경우에도 분류한다.
④ 허혈성 심장질환은 4주를 기준으로 급성 과 만성 으로 분류한다.
⑤ 임신 분만의 상태에서 순환기계 질환인 경우 O 코드로 분류한다.

> **정답** ①

22 Rheumatic mitral insufficiency에 대한 올바른 분류는?

① I06.2　　　　　② I05.1　　　　　③ I07.2

④ I05.8　　　　　⑤ I07.1

> **해설** · 류마티스성이라는 문구가 없으면 비류마티스성으로 분류한다.
> **정답** ②

23 Cardiac arrest with successful resuscitation에 대한 올바른 분류는?

① I44.1   ② I44.0   ③ I46.0

④ I45.3   ⑤ I45.6

해설 · 인공소생에 성공한 심장 정지는 I46.0으로 분류하고 심장성 쇼크는 R 코드로 분류한다.
정답 ①

24 Delirium. Sequelae of intracerebral haemorrhage에 대한 올바른 분류는?

① I69.1   ② F05.9

③ I65.0, F05.9   ④ F05.9, I69.1

⑤ F05.9, I66.1

해설 · 뇌혈관 질환의 휴유증으로 잔여 병태가 있는 경우 I69를 주된 병태로 분류할 수 없고 잔여 병태가 주된 병태로 분류될 때 추가적으로 분류할 수 있다.
정답 ④

25 hypertensive heart disease with heart failure에 대한 올바른 분류는?

① I10.9   ② I11.0   ③ I12.0

④ I13.0   ⑤ I15.2

해설 · 심부전을 동반한 고혈압성 심장병은, 즉 심장질환이 고혈압과 같이 있을 때 I11._으로 분류한다.
정답 ②

26 Subdural haemorrhage with Transient cerebral ischemic attacks에 대한 올바른 분류는?

① G45.9   ② I62.0   ③ I62.0, G45.9

④ I60.8   ⑤ I61.0

해설 · 일과성 허혈발작을 동반한 경막하 출혈은 I 코드와 일과성 허혈발작 코드 G45.9로 분류한다.
· 뇌혈관 질환에 일과성 허혈발작이 온 경우 각각 분류한다.
정답 ③

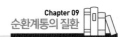

27 뇌혈관 질환을 코딩할 때 틀린 내용은?

① 뇌혈관 질환이 사고로 인하여 발생한 경우 S 코드로 분류한다.

② 고혈압과 뇌혈관 질환인 경우에는 뇌혈관 질환을 추가적으로 분류한다.

③ 뇌혈관 질환으로 인하여 일시적 질병이 있다면 일시적인 질병에 대하여 분류한다.

④ 뇌혈관 질환의 종류로는 고혈압성으로 오는 뇌출혈, 뇌경색, 뇌졸중, 뇌종정맥기형 등이 있다.

⑤ 뇌혈관 질환이 사고로 발생한 것이 아닌 경우에는 순환기 계통 I 코드로 분류한다.

해설 · 뇌혈관 질환과 고혈압이 같이 온 경우에는 뇌혈관 질환이 주진단 고혈압이 부진단이 된다.
정답 ②

28 myocarditis due to diphtheria에 대한 올바른 분류는?

① A36.8+I41.0*　　　　② A75.9+I41.0*

③ A38+I41.0*　　　　④ A75.0+I41.0*

⑤ B58.8+I41.2*

해설 · 심근염의 발생 원인이 있는 경우 추가 분류하거나 이원 분류한다.
정답 ①

29 Rupture of cerebral arteriovenous malformation에 대한 올바른 분류는?

① I60.9　　　　② I60.8

③ I46.0　　　　④ I45.3

⑤ S06.60

해설 · 대뇌동정맥 기형의 파열인 뇌혈관 질환은 I60~I69로 분류한다.
정답 ②

30 Hypertensive arteriosclerotic heart disease에 대한 올바른 분류는?

① I25.1, I11.9　　　　　　② I20.08, I11.9

③ I21.1, I11.9　　　　　　④ I11.9

⑤ I25.1

해설 · 고혈압성 동맥경화성 심장병인 허혈성 심장질환과 고혈압이 동반된 경우 각각 분류한다.
정답 ①

31 Cardiomyopathy complicating pregnancy에 대한 올바른 분류는?

① I25.5　　　　　　② O99.4

③ O99.3　　　　　　④ I42.0

⑤ I42.20

해설 · 임신에 합병된 심근병증은 O 코드로 분류한다.
정답 ②

32 Transient myocardial ischaemia of newborn에 대한 올바른 분류는?

① I24.0　　　　　　② I23.4

③ P29.4　　　　　　④ I25.1

⑤ I25.3

해설 · 허혈성 심장질환이 신생아인 경우 I20~I25인 허혈성 심장질환을 분류하는 것이 아니라 P 코드로 분류한다.
정답 ③

33 viral infective pericarditis에 올바른 분류는?

① I30.0　　　　　　② I30.8, B97.88

③ I30.1　　　　　　④ I30.1, B97.88

⑤ B97.88

해설 · 감염으로 인하여 급성 심장막염이 발생한 경우 추가 분류할 수 있다.
정답 ④

34 Congestive cardiomyopathy에 대한 올바른 분류는?

① I25.5   ② O99.4

③ O99.3   ④ I42.0

⑤ I42.20

> **해설** · Congestive cardiomyopathy에 대한 분류는 심근병증 → 울혈성으로 찾는다.
> **정답** ④

35 Right heart failure에 대한 올바른 분류는?

① I44.1   ② I50.0

③ I46.0   ④ I45.3

⑤ I45.6

> **해설** · 우심부전은 I50.0으로 분류한다.
> **정답** ②

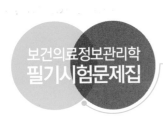

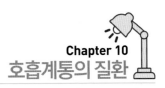

> KCD 3권에서 찾은 후 KCD 1권 가서 확인하세요! 3권에서 찾은 경로를 써 가면서 연습하세요.(예제 처럼)
> **예제** 임신 · ···에 합병된 → 빈혈 → 철결핍성

1 Acute coryza에 대한 올바른 분류는?

① J06.9　　　　　　　　② J13.1

③ J00　　　　　　　　　④ J03.0

⑤ J04.2

> **해설** · 급성 코감기
> **정답** ③

02 Acute antritis due to rhinovirus에 대한 올바른 분류는?

① J01.0　　　　　　　　② J01.00, B34.9

③ J02.0, B34.9　　　　　④ J01.00, B97.88

⑤ J01.01, B97.88

> **해설** · 급성 부비동염에 대하여 감염된 원인이 있는 경우 B95~B98에서 추가적으로 분류할 수 있다.
> **정답** ④

3 chronic Pulmonary Insufficiency following surgery에 대한 올바른 분류는?

① J94.8　　　　　　　　② J94.1

③ J98.1　　　　　　　　④ J95.3

⑤ J92.0

> **해설** · 수술 후의 장애로 호흡 장애가 온 경우 J95._으로 분류한다.
> **정답** ④

04 Streptococcal sore throat에 대한 올바른 분류는?

① J06.9   ② J13.1   ③ J09

④ J03.0   ⑤ J02.0

> **해설** · 연쇄알균 인후통
> **정답** ⑤

05 Bronchitis due to streptococcus in those under 15 years of age에 대한 올바른 분류는?

① J37.1   ② J13.1   ③ J09

④ J20.2   ⑤ J40

> **해설** · 15세 미만의 연쇄알균에 의한 기관지염
> 기관지염은 15세 전후로 분류하며 15세 미만의 기관지염은 급성 으로 간주하고 15세 이상의 기관지염은 만성 으로 분류한다.
> **정답** ④

06 Chronic obstructive pulmonary disease with acute lower respiratory infection에 대한 올바른 분류는?

① J45.9   ② J45.0   ③ J45.01

④ J44.09   ⑤ J62.0

> **해설** · 급성 하기도 감염을 동반한 만성 폐쇄성 폐질환은 3권에서 찾고 1권 가서 확인한다.
> **정답** ④

07 pharyngitis due to herpesviral에 대한 올바른 분류는?

① J06.9   ② B00.2

③ B08.5   ④ J03.0

⑤ J04.2

> **해설** · 헤르페스바이러스에 의한 인두염은 감염성 질환인 B 코드로 분류하고 J 코드로 분류하지 않는다.
> **정답** ②

08 Acute pharyngitis due to enterovirus에 대한 올바른 분류는?

① J02.8, B97.1   ② J02.0, B97.1

③ J03.00, B97.1   ④ J04.1, B97.1

⑤ J03.8, B97.1

> **해설** · 급성 인두염이 병원체에 의하여 발생한 것이라면 B95~B98에서 추가적으로 분류할 수 있다.
> **정답** ①

09 Recurrent, streptococcal tonsilitis에 대한 올바른 분류는?

① J06.9   ② J13.1   ③ J09

④ J03.01   ⑤ J04.2

> **해설** · 재발성 연쇄알균 편도염
> 편도염은 재발성 유무에 따라 5단위로 분류한다.
> **정답** ④

10 Pneumonia due to Mycoplasma pneumonias에 대한 올바른 분류는?

① J15.0, B96.0   ② J15.7, B96.0

③ J15.3   ④ J15.4, B97.1

⑤ J16.0, B96.0

> **해설** · 폐렴을 발생시킨 병원체가 명시된 경우 추가 분류 할 수 있다.
> **정답** ②

11 Chronic laryngotracheitis에 대한 올바른 분류는?

① J37.1   ② J13.1

③ J09   ④ J03.01

⑤ J04.2

> **해설** · 만성 후두기관염
> 급성 후두기관염은 J04.2로 분류한다.
> **정답** ①

12 호흡기 계통 질환에 대한 분류 준칙이 틀린 것은?

① 급성 부비동염의 감연원이 있는 경우 감염원 병원체에 대하여 추가 분류할 수 있다.

② 급성 인두염의 감염원이 있는 경우 감염된 병원체에 대하여 추가 분류할 수 있다.

③ 상기도 감염은 J06._으로 분류한다.

④ 폐렴을 발생시킨 원인균이 명시된 폐렴은 J17._*으로 추가 분류할 수 있다.

⑤ 기관지염은 나이에 따라 분류하지 않는다.

> **해설** · 기관지염은 나이에 따라 분류한다.
> **정답** ⑤

13 Pyothorax without fistula에 대한 올바른 분류는?

① J86.0   ② J86.9   ③ J90

④ J85.0   ⑤ J85.1

> **해설** · 농흉은 폐와 폐 주변을 싸고 있는 막사이에 고름이 차는 것으로 감염된 병원체가 명시된 경우 B95~B98에서 추가적으로 분류할 수 있다.
> **정답** ②

14 Heamophilus influenzae meningitis에 대한 올바른 분류는?

① J37.1   ② J13.1   ③ G00.2

④ J03.01   ⑤ G09

> **해설** · 헤모필루스 인플루엔자 수막염은 J 코드로 분류하지 않고 G 코드로 분류한다.
> **정답** ③

15 Pneumonia due to actinomycosis에 대한 올바른 분류는?

① A22.1+J17.0*   ② A42.0+J17.0*   ③ A02.2+J17.0*

④ A01.0+J17.0*   ⑤ A43.0+J17.0*

> **해설** · 방선균증에 의한 폐렴
> 세균성 질환으로 인한 폐렴은 이원 분류한다.
> **정답** ②

16 Emphysema에 대한 올바른 분류는?

① J43.3   ② P25.0   ③ J43.9

④ T79.7   ⑤ J68.4

해설 • 폐기종은 출생 전후기와 선천성에는 P 코드로 분류하고 외상성이면 T79._으로 화학물질에 의한 폐기종은 J68.4로 분류한다.

정답 ③

17 Congenital rubella pneumonitis에 대한 올바른 분류는?

① J37.1   ② Q13.1

③ J12   ④ P35.0

⑤ J04.2

해설 • 선천성 풍진폐렴
• 바이러스 폐렴 J12._로 분류하지만 선천성 풍진폐렴은 Q 코드로 분류하지 않고 P 코드로 분류한다.

정답 ④

18 Pneumonia. IUP at 32 weeks에 대한 올바른 분류는?

① J06.9   ② J15.0

③ O99.4   ④ O99.5

⑤ J22

해설 • 임신 중 폐렴인 경우 O99.5로 분류하며 임신 → -에 합병된 → -의 질환 → 호흡기계통으로 찾는다.

정답 ④

19 Aspiration pnemonia에 대한 올바른 분류는?

① J69.0   ② Q13.1

③ O74.0   ④ P35.0

⑤ J04.2

해설 • 흡인 폐렴은 J 코드로 분류한다.

정답 ①

20 Chronic laryngitis with chronic tracheitis에 대한 올바른 분류는?

① J04.2

② J37.1

③ J04.1

④ J03.9

⑤ J95.5

> **해설** • 만성 기관지염을 동반한 만성 후두염은 J37.1로 분류한다.
>
> **정답** ②

21 Aspiration pneumonia due to anaesthesia during pregnancy에 대한 올바른 분류는?

① J69.0

② Q13.1

③ O29.0

④ P35.0

⑤ J04.2

> **해설** • 임신 중 마취로 인한 흡인성 폐렴
>
> 흡인성 폐렴은 J 코드로 분류하지만 임신, 분만, 산후기간 중에는 O 코드로 분류한다.
>
> **정답** ③

22 Radiation pneumonitis에 대한 올바른 분류는?

① J68.4

② J41.1

③ J34.2

④ J70.0

⑤ J60.0

> **해설** • 방사선 폐렴
>
> **정답** ④

23 Congenital pneumonia due to streptococcus pneumoniae에 대한 올바른 분류는?

① J69.0

② Q13.1

③ O74.0

④ P23.6

⑤ J04.2

> **해설** • 폐렴 연쇄알균에 의한 선천성 폐렴
>
> 폐렴 연쇄알균의 폐렴은 J 코드로 분류하고 선천성인 경우에는 P 코드로 분류한다.
>
> **정답** ④

24 Hypertrophy of tonsils에 대한 올바른 분류는?

① J43.3 　　　　　　　　② J34.3

③ J35.1 　　　　　　　　④ J35.2

⑤ J37.0

 • 편도의 비대는 J35.1로 분류한다.

정답 ③

25 Pneumonia due to staphylococcus에 대한 올바른 분류는?

① J37.1 　　　　　　　　② Q13.1

③ J15.2 　　　　　　　　④ P35.0

⑤ J04.2

 • 포도알균에 의한 폐렴

정답 ③

26 Acute Lower respiratory infection에 대한 올바른 분류는?

① J06.9 　　　　　　　　② J13.1

③ J09 　　　　　　　　　④ J03.0

⑤ J22

 • 상기도 감염은 J06._으로 분류하고 하기도 감염은 J22로 분류한다.

정답 ⑤

27 Pneumonia due to anthrax에 대한 올바른 분류는?

① A22.1+J17.0* 　　　　　② A42.0+J17.0*

③ A02.2+J17.0* 　　　　　④ A01.0+J17.0*

⑤ A43.0+J17.0*

 • 탄저병에 의한 폐렴
　　　• 세균성 질환으로 인한 폐렴은 이원 분류한다.

정답 ①

28 Chronic nasopharyngitis에 대한 올바른 분류는?

① J06.9   ② J31.1

③ J09   ④ J03.0

⑤ J04.2

> **해설** · 만성 비인두염
> **정답** ②

29 Pneumonia due to Rubella에 대한 올바른 분류는?

① A22.1+J17.0*   ② A42.0+J17.0*

③ B06.8+J17.0*   ④ B01.0+J17.0*

⑤ A43.0+J17.0*

> **해설** · 풍진으로 인한 폐렴
> · 바이러스 질환으로 인한 폐렴은 이원 분류한다.
> **정답** ③

30 Mucopurulent chronic bronchitis에 대한 올바른 분류는?

① J37.1   ② J41.1

③ J34.2   ④ J20.2

⑤ J40

> **해설** · 점액화농성 만성 기관지염
> **정답** ②

31 Spontaneous tension pneumothorax에 대한 올바른 분류는?

① J68.4   ② J93.0   ③ J34.2

④ J95.4   ⑤ J40

> **해설** · 자발성 긴장 기흉
> **정답** ②

32 Abscess of lung with pneumonia에 대한 올바른 분류는?

① J37.1

② J13.1

③ J85.1

④ J18.0

⑤ J04.2

해설 ・폐렴을 동반한 폐의 농양

정답 ③

33 Mendelson's syndrome에 대한 올바른 분류는?

① J68.4

② J41.1

③ J34.2

④ J95.4

⑤ J40

해설 ・멘델슨 증후군
수술할 때 위산이 폐로 역류되어 폐렴이 생길 수 있는 것을 멘델슨 증후군이라고 한다.

정답 ④

34 Deviated nasal septum에 대한 올바른 분류는?

① J37.1

② J13.1

③ J34.2

④ J20.2

⑤ J40

해설 ・편위된 비중격

정답 ③

35 Congenital bronchiectasis에 대한 올바른 분류는?

① J37.1

② Q13.1

③ J15.2

④ P35.0

⑤ Q33.4

해설 ・선천성 기관지 확장증
기관지 확장증은 J47로 분류하고 선천성 기관지 확장증은 Q 코드로 분류한다.

정답 ⑤

보건의료정보관리학
필기시험문제집

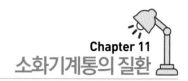

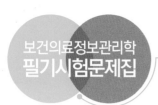

보건의료정보관리학
필기시험문제집

> KCD 3권에서 찾은 후 KCD 1권 가서 확인하세요! 3권에서 찾은 경로를 써 가면서 연습하세요.(예제 처럼)
> **예제** 임신 → …에 합병된 → 빈혈 → 철결핍성

1 Neonatal hepatitis, acute에 대한 올바른 분류는?

① P78.1   ② P59.2

③ K91.8   ④ P59.9

⑤ K72.90

해설 · 신생아 급성 간염은 P 코드로 분류한다.
정답 ②

2 Alcohol induced acute pancreatitis에 대한 올바른 분류는?

① K80.00   ② K70.31

③ K70.10   ④ K70.11

⑤ K85.29

해설 · 급성 췌장염은 중증도 표기를 하기 위하여 5단위 세분류를 하므로 3권에서 찾은 후 1권 가서 확인한다.
정답 ⑤

3 Traumatic perforation of esophagus without open wound into thoracic cavity에 대한 올바른 분류는?

① K12.0   ② K69.0

③ K22.3   ④ S27.80

⑤ S27.8

해설 · 흉강내로의 열린 상처가 없는 식도의 외상성 천공
· 식도의 천공은 K 코드로 분류하고 외상성 천공은 S 코드로 분류한다.
· 식도의 외상성 천공은 3권에서 분류 후 1권에서 확인하여 분류한다.
정답 ④

04 Bruxism에 대한 올바른 분류는?

① K12.0   ② K12.3

③ K11.5   ④ F45.8

⑤ K13.2

> **해설** • 이갈이
> • 치아 관련 질환은 소화기계 K 코드로 분류하지만 이갈이는 F 코드로 분류한다.
>
> **정답** ④

05 Chronic superficial gastritis에 대한 올바른 분류는?

① K31.0   ② K29.2

③ K29.3   ④ K29.8

⑤ K31.1

> **해설** • 만성 표재성 위염은 위염으로 찾는다.
>
> **정답** ③

06 Calculus of gallbladder with acute cholecystitis에 대한 올바른 분류는?

① K80.00   ② K70.31

③ K70.10   ④ K70.11

⑤ K70.4

> **해설** • 담석증은 폐색 여부를 표기하기 위하여 5단위 세분류를 한다.
>
> **정답** ①

07 Hypercementosis in Paget's disease에 대한 올바른 분류는?

① M12.0   ② K11.2

③ M88.8   ④ K03.4

⑤ K13.2

> **해설** • 파젯트병에서의 과시멘트질증은 K 코드로 분류하지 않고 근골격계 M 코드로 분류한다.
>
> **정답** ③

08 Esophagitis due to accidental drinking of acid in the lab of hospital에 대한 올바른 분류는?

① T54.2

② K20.8

③ K14.5

④ T54.2, K20.8, X49.2

⑤ K14.5, T54.2

> **해설** · 식도염의 원인이 약물이나 화학물질 때문에 발생한 경우 약물 코드를 부여하고 식도염 코드를 부여한다.
> **정답** ④

09 Recurrent Billateral inguinal hernia with obstruction without gangrene 에 대한 올바른 분류는?

① K31.0

② K38.9

③ K40.00

④ K40.01

⑤ K40.31

> **해설** · 탈장은 탈장의 재발 여부를 나타내기 위하여 5단위 분류를 한다.
> **정답** ④

10 Uveparotid fever에 대한 올바른 분류는?

① K12.0

② K11.2

③ M88.8

④ K03.4

⑤ D86.8

> **해설** · 타액선염은 K11.2로 분류하고 D 코드 분류한다.
> **정답** ⑤

11 Rectovaginal fistula에 대한 올바른 분류는?

① K43.1

② K69.0

③ N82.3

④ K57.10

⑤ K50.00

> **해설** · 직장질루
> 직장루는 K 코드로 분류하고 직장질루는 N 코드로 분류한다.
> **정답** ③

12 소화기 계통 질환에 대한 분류 준칙이 틀린 것은?

① 부식성 식도염은 부식성 물질에 대하여 추가 분류할 수 있다.

② 위궤양은 출혈 및 천공의 급성 과 만성 에 따라서 4단위 분류를 한다.

③ 위천공이 외상성인 경우 손상외인 코드로 분류한다.

④ 심인성의 위의 소화불량은 K 코드로 분류한다.

⑤ 비감염성 위장염은 K 코드로 분류한다.

해설 · 심인성은 F 코드로 분류한다.
정답 ④

13 Gangrenous stomatitis에 대한 올바른 분류는?

① K12.0　　　　　　② A69.0　　　　　　③ B00.2

④ K03.4　　　　　　⑤ D86.8

해설 · 괴저성 구내염은 A 코드로 분류한다.
정답 ②

14 Crohn's disease of large intestine에 대한 올바른 분류는?

① K31.0　　　　　　② K50.19　　　　　　③ K40.00

④ K40.01　　　　　　⑤ K40.31

해설 · 크론병은 중증도 표기를 위하여 5단위 분류를 하므로 3권에서 찾은 후 1권 가서 확인하여야 한다.
정답 ②

15 Periadenitis mucosa necrotica recurrens에 대한 올바른 분류는?

① K12.0　　　　　　② A69.0

③ B00.2　　　　　　④ K03.4

⑤ D86.8

해설 · 재발성 점막괴사성 선주위염
정답 ①

16 Second degree haemorrhoids에 대한 올바른 분류는?

① K57.00

② K64.1

③ K91.2

④ K40.01

⑤ K40.31

해설 ▶ 1도 치핵은 항문관 밖으로 탈출안된 치핵이고 2도 치핵은 배변 시에 탈출되었다가 스스로 항문속으로 들어가는 치핵이며 3등급 치핵은 배변시 탈출되어 항문관 안으로 손으로 밀어넣어야 하는 치핵으로 K 코드 분류한다.

정답 ▶ ②

17 Calculus of bile duct with cholecystitis에 대한 올바른 분류는?

① K64.2

② K70.10

③ K80.4

④ K57.10

⑤ K50.00

해설 ▶ 담낭염을 동반한 담관결석

정답 ▶ ③

18 mallory-Weiss syndrome에 대한 올바른 분류는?

① K12.0

② K69.0

③ K22.3

④ K25.00

⑤ K22.6

해설 ▶ 말로리 바이스 증후군
말로리 바이스 증후군은 오심이나 구토 증상 이후 강한 위산이 식도로 올라와 위와 식도 연결부 위 점막이 파열되고 혈관 손상으로 출혈이 되는 질환이다.

정답 ▶ ⑤

19 postsurgical blind loop syndrome에 대한 올바른 분류는?

① K57.00

② K90.3

③ K91.2

④ K40.01

⑤ K40.31

해설 ▶ 수술 후의 장폐색은 K91_로 분류한다.

정답 ▶ ③

20 Gangrenous incisional hernia에 대한 올바른 분류는?

① K43.1   ② K69.0

③ K35.3   ④ K25.00

⑤ K22.6

해설 · 괴저성 절개탈장
정답 ①

21 Epigastric pain syndrome에 대한 올바른 분류는?

① K30   ② K69.0

③ K22.3   ④ K25.00

⑤ K22.6

해설 · 상복부통증증후군
정답 ①

22 Psychogenic epigastric pain syndrome에 대한 올바른 분류는?

① K31.0   ② K29.2

③ K29.3   ④ F45.3

⑤ K31.1

해설 · 위의 소화불량은 K 코드로 분류하지 않고 심인성으로 분류한다.
정답 ④

23 Congenital diverticulum of stomach에 대한 올바른 분류는?

① K30   ② K69.0

③ Q22.3   ④ F45.3

⑤ Q40.2

해설 · 위의 선천성 게실
     위게실은 K31.4 코드로 부여하고 선천성은 Q 코드로 부여한다.
정답 ⑤

24 Alcoholic hepatitis without ascites에 대한 올바른 분류는?

① K70.30
② K70.31
③ K70.10
④ K70.11
⑤ K70.4

> **해설** · 알코올성 간염은 복수 동반 유무에 따라 분류한다.
> **정답** ①

25 Adenomatous polyp of stomach에 대한 올바른 분류는?

① K30
② K69.0
③ D22.3
④ D45.3
⑤ D13.1

> **해설** · 위의 선종성 폴립
> 위의 선종성 폴립은 소화기 계통의 양성 신생물이므로 K 코드로 분류하지 않고 D 코드로 분류한다.
> **정답** ⑤

26 Polyp od stomach and duodeum에 대한 올바른 분류는?

① K31.0
② K29.2
③ K29.3
④ K31.7
⑤ K31.1

> **해설** · 위 및 십이지장 폴립은 폴립으로 찾는다.
> **정답** ④

27 Acute appendicitis with localized peritonitis에 대한 올바른 분류는?

① K12.0
② K69.0
③ K35.3
④ K25.00
⑤ K22.6

> **해설** · 국소 복막염을 동반한 급성 충수염
> **정답** ③

28 Benign paroxysmal peritonitis에 대한 올바른 분류는?

① K65.0   ② P78.1

③ T81.6   ④ N73.5

⑤ E85.0

> **해설** · 급성 복막염은 K65.0, 신생아 복막염은 P78.1 등 환자의 상황에 따라 분류할 수 있다.
> **정답** ⑤

29 stomatitis herpetiformis에 대한 올바른 분류는?

① K12.0   ② K12.3

③ K11.5   ④ K13.0

⑤ K13.2

> **해설** · 헤르페스 모양 구내염은 바이러스가 체내에 침투하여 입술을 주변으로 수포 형태의 모양이 나타나는 질환
> 이다.
> **정답** ①

30 Mild Crohn's disease of small intestine에 대한 올바른 분류는?

① K43.1   ② K69.0

③ K35.3   ④ K50.0

⑤ K50.00

> **해설** · 경미한 소장의 크론병
> · K50.0~K50.9는 중증도를 표기하기 위해 5단위 분류를 하므로 3권에서 찾은 후 1권에서 확인한다.
> **정답** ⑤

31 Irritable bowel syndrome에 대한 올바른 분류는?

① K57.00   ② K58.8   ③ K40.00

④ K40.01   ⑤ K40.31

> **해설** · 과민대장증후군은 K58.8로 분류한다.
> **정답** ②

32 Diverticular disease of small intestine without bleeding에 대한 올바른 분류는?

① K43.1　　　　　　　　　② K69.0

③ K35.3　　　　　　　　　④ K57.10

⑤ K50.00

해설 · 출혈이 없는 소장의 게실병
정답 ④

33 Diverticular disease of small intestine with perforation에 대한 올바른 분류는?

① K57.00　　　　　　　　② K50.19

③ K40.00　　　　　　　　④ K40.01

⑤ K40.31

해설 · 장의 게실병은 게실증과 게실염에 따라 출혈의 동반 유무에 따라 5단위 분류한다.
정답 ①

34 Postsurgical malabsorption osteoporosis에 대한 올바른 분류는?

① K64.2　　　　　　　　　② K70.10

③ K80.4　　　　　　　　　④ M81.3

⑤ M81.8

해설 · 수술 후 흡수 장애성 골다공증
　　　수술 후 흡수 장애는 K91.2로 분류하지만 수술 후 흡수장애성 골다공증은 M 코드로 분류한다.
정답 ④

35 Traumatic perforation of duodenum due to car accident에 대한 올바른 분류는?

① S36.40　　　　　　　　② S36.41

③ S27.80　　　　　　　　④ V18.4

⑤ S36.41, V18.4

해설 · 십이지장의 천공이 외상성인 경우 손상외인 코드로 분류한다.
정답 ①

36 Ulcer of esophagus with bleeding에 대한 올바른 분류는?

① K22.10   ② K22.11

③ K22.3   ④ K22.1

⑤ K22.4

> **해설** · 식도의 궤양을 출혈 동반 유무에 따라 분류한다.
> **정답** ②

37 Acute gastric ulcer with haemorrhage and perforation에 대한 올바른 분류는?

① K25.12   ② K25.21

③ K25.11   ④ K25.61

⑤ K26.2

> **해설** · 위궤양은 출혈, 천공, 출혈 및 천공 등에 따라 4단위 분류를 한다.
> **정답** ②

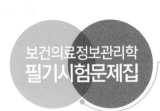
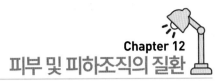
KCD 3권에서 찾은 후 KCD 1권 가서 확인하세요! 3권에서 찾은 경로를 써 가면서 연습하세요.(예제 처럼)

[예제] 임신 → …에 합병된 → 빈혈 → 철결핍성

---

01 Acute radiodermatitis에 대한 올바른 분류는?

① L50.5　　　　　　　② L57.0

③ L56.4　　　　　　　④ T78.3

⑤ L58.0

해설 ▸ 급성 방사선 피부염은 L 코드로 분류한다.
정답 ⑤

---

02 simple herpes in IUP 23weeks에 대한 올바른 분류는?

① L13.0　　　　　　　② B00.9

③ O99.0　　　　　　　④ O99.7

⑤ L02.9

해설 ▸ 임신에 관련된 피부질환 헤르페스는 O 코드는 분류한다.
정답 ④

---

03 피부 질환에 대한 분류 준칙이 틀린 것은?

① 신생아 천포창은 P 코드로 분류한다.

③ 피하 및 피하 조직의 감염이 임신 상태인 경우 O 코드로 분류한다.

③ 피하 및 피하 조직의 감염이 원인균이 있는 경우 원인균에 대하여 추가 분류할 수 있다.

④ 피부염은 습진과 동의어로 사용된다.

⑤ 외용약으로 인한 피부염은 L25.1로 분류한다.

해설 ▸ 신생아 천포창은 L 코드로 분류한다.
정답 ①

04 Dermatitis due to properly applied antifungal antionbitics에 대한 올바른 분류는?

① L27.0
② L25.1
③ L25.1, Y45.3
④ L25.1, Y40.7
⑤ L27.0, Y40.7

> **해설** · 피부염을 발생시킨 원인이 약물인 경우 외용약이나 내복약인 경우로 나누어 분류한다.
> **정답** ④

05 Urticaria neonatorum애 대한 올바른 분류는?

① Q38.8
② L28.2
③ P38.8
④ B00.0
⑤ P34.5

> **해설** · 피부질환이 신생아인 경우에는 P 코드로 분류한다.
> **정답** ③

06 Pemphigus neonatorum에 대한 올바른 분류는?

① L00
② P83.1
③ L10.0
④ P59.0
⑤ L44.2

> **해설** · 신생아 천포창은 P코드로 분류하지 않고 L코드로 분류한다.
> **정답** ①

07 abscess of submandibular에 대한 올바른 분류는?

① L02.2
② K12.2
③ L03.2
④ J36
⑤ K11.3

> **해설** · 고름집이나 연조직염은 L 코드로 분류하는 것이 아니라 해부학적 부위에 따라 분류한다.
> **정답** ②

08 Focal oral mucinosis에 대한 올바른 분류는?

① L98.5   ② L98.3

③ L98.6   ④ K13.7

⑤ L98.7

> **해설** · 피부의 점액증은 L 코드로 분류하지만 초점성 구강 점액증은 K 코드로 분류한다.
> **정답** ④

09 Cellulitis of cheek staptylococcal에 대한 올바른 분류는?

① L03.2, B95.8   ② K12.2, B95.5

③ L02.0, B95.6   ④ L03.00, B95.5

⑤ L02.92, B95.6

> **해설** · 연조직염을 발생시킨 병원체가 있다면 추가 분류한다.
> **정답** ①

10 Psychogenic pruitus에 대한 올바른 분류는?

① L29.1   ② F45.0

③ F45.8   ④ L28.2

⑤ L30.0

> **해설** · 심인성 가려움은 F 코드로 분류한다.
> **정답** ③

11 cholinergic urticaria에 대한 올바른 분류는?

① L50.5   ② L50.1

③ L50.6   ④ T78.3

⑤ D84.1

> **해설** · 두드러기 종류에 따라 L 코드로 분류하며 콜린 두드러기는 과도한 운동, 정신적 스트레스, 뜨거운 목욕 등으로 심부 체온이 상승하는 경우 발생하며 벌레에 물렸을 때 부풀어 오르는 것 같은 피부병변 주위에 붉은 발적이 나타난다. 대부분 30~60분 후 소실되지만 지속될 수도 있다.
> **정답** ①

12 Erythema toxicum neonatorum에 대한 올바른 분류는?

① L53.0   ② P83.1

③ L50.0   ④ P59.0

⑤ L44.2

> **해설** · 독성홍반은 L53.0으로 분류하고 신생아 독성홍반 P 코드로 분류한다.
> **정답** ②

13 Urticaria with angioneurotic edema에 대한 올바른 분류는?

① L50.5   ② L50.1

③ L50.6   ④ T78.3

⑤ D84.1

> **해설** · 혈관신경종성 부종을 동반한 두드러기는 T 코드로 분류한다.
> **정답** ④

14 Infective dermatitis에 대한 올바른 분류는?

① L20.1   ② A18.2

③ B95.6   ④ L30.3

⑤ L23.0

> **해설** · 감염성 피부염은 A, B 코드로 분류하지 않고 L 코드로 분류한다.
> **정답** ④

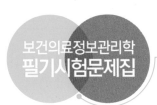

KCD 3권에서 찾은 후 KCD 1권 가서 확인하세요! 3권에서 찾은 경로를 써 가면서 연습하세요.(예제 처럼)

예제 임신 …에 합병된 → 빈혈 → 철결핍성

---

1 osteomyelitis due to salmonella infections에 대한 올바른 분류는?

① A02.2

② M86.9

③ M86.0

④ A02.2+M90.2*

⑤ A02.2+M86.9

해설 · 살모넬라 감염으로 인한 골수염은 이원 분류하며 골수염 → 살모넬라로 가서 찾는다.
정답 ④

---

2 Dislocation of patella에 대하여 올바른 분류는?

① M22.0

② S83.0

③ M23.051

④ M23.151

⑤ S00.1

해설 · 현재 무릎뼈의 탈구인 경우에는 S 코드로 분류하고 재발된 탈구는 M 코드로 분류한다.
정답 ②

---

3 meningococcal arthritis에 대한 올바른 분류는?

① A49.8+M01.0*

② A18.0+M01.1*

③ A69.2+M02.2*

④ A02.2+M01.3*

⑤ B06.8+M01.4*

해설 · 관절염의 원인이 있는 경우 이원 분류한다.
정답 ①

04 Independent insulin diabetes mellitus에 대한 올바른 분류는?

① E10.60+M14.2*　　　　② E11.60+M14.2*

③ E12.60+M14.2*　　　　④ E13.60+M14.2*

⑤ E10.51+M14.2*

> **해설** ・ 내분비 대사 장애의 관절병증은 이원 분류한다.
> **정답** ①

05 Spina bifida occulta에 대한 올바른 분류는?

① Q76.0　　　　② M43.02

③ M40.23　　　　④ M40.45

⑤ M04.46

> **해설** ・ 잠재성 이분척추는 M 코드로 분류하지 않고 Q 코드로 분류한다.
> **정답** ①

06 Seropositve rheumatoid arthritis of lower leg에 대한 올바른 분류는?

① M05.06　　　　② M05.26

③ M05.869　　　　④ M06.26

⑤ M06.46

> **해설** ・ 근골격계 질환은 3권에서 찾은 이후 1권가서 확인한다.
> **정답** ③

07 Rheumatoid bursitis of elbow joints에 대한 올바른 분류는?

① M06.42　　　　② M05.82

③ M06.32　　　　④ M06.22

⑤ M06.42

> **해설** ・ 근골격계 질환은 5단위에 해부학적 부위에 따라 분류한다.
> **정답** ④

8 근골격계 질환에 대한 분류 준칙이 틀린 것은?

① 기생충성 질환에서의 관절염은 이원 분류한다.

② 신장 기능으로 인한 통풍은 M 코드로 분류한다.

③ 관절증과 골관절증은 동의어로 사용된다.

④ 사지가 후천적으로 결여된 경우 Z 코드로 분류한다.

⑤ 추간판의 화농성 감염의 원인균이 있다면 감염된 병원체에 대하여 추가 분류
한다.

해설 · 신장 기능으로 인한 통풍은 N 코드로 분류한다.

정답 ②

9 Bursitis of hand에 대한 올바른 분류는?

① M54   ② M70.1

③ M54.1   ④ M72.0

⑤ M54.3

정답 ②

10 Traumatic arthropathy of femur에 대한 올바른 분류는?

① M12.55   ② M05.26

③ M06.46   ④ M06.26

⑤ M05.06

해설 · 외상성 관절병증은 손상외인 코드가 아닌 M 코드로 분류한다.

정답 ①

11 Malunion fracture of humerus에 대한 올바른 분류는?

① T84.1   ② S02.0   ③ G70.0

④ M84.02   ⑤ M81.05

해설 · 상완골 골정의 부정유합은 M 코드로 분류하며 3권에서 찾은 후 1권에 가서 확인하여 해부학적 부위인 5단
위 분류를 한다.

정답 ④

12 Post traumatic arthrosis of femur에 대한 올바른 분류는?

① S83.2   ② S82.1

③ S81.2   ④ S84.2

⑤ M19.15

> **해설** · 외상 후 관절증은 M 코드로 분류한다.
> **정답** ⑤

13 Acquired lordosis of lumber에 대한 올바른 분류는?

① M40.46   ② M40.45

③ M40.23   ④ M40.45

⑤ M04.46

> **해설** · 등병증은 침범 부위를 나타내기 위하여 척추의 침습 부위를 나타내기 위하여 5단위 분류를 하므로 3권에서 찾은 후 1권에서 확인한다.
> **정답** ①

14 Alcoholic myopathy에 대한 올바른 분류는?

① M54   ② F45.4

③ M54.1   ④ G72.1

⑤ M54.3

> **해설** · 알코올성 근병증은 F 코드 또는 M 코드로 분류할 것 같지만 G 코드로 분류한다
> **정답** ④

15 Postmenopausal osteoporosis of hip joint에 대한 올바른 분류는?

① F45.4   ② E21.1

③ G71.0   ④ L00.0

⑤ M81.05

> **해설** · 폐경 후 골다공증을 분류하는 M 코드는 3권에서 찾은 후 1권에 가서 확인하여 해부학적 부위인 5단위 분류를 한다.
> **정답** ⑤

16 Clubbing of fingers에 대한 올바른 분류는?

① M20.0   ② M20.00

③ M20.09   ④ R68.3

⑤ M72.0

해설 • 손가락의 곤봉화는 M 코드로 분류하지 않고 R 코드로 분류한다.

정답 ④

17 Foreign body granuloma of skin and subcutaneous tissue에 대한 올바른 분류는?

① L92.3   ② F45.4

③ M54.1   ④ G72.1

⑤ M54.3

해설 • 피부 및 피하조직의 이물 육아종은 M 코드로 분류하지 않고 피부질환 코드인 L 코드로 분류한다.

정답 ①

18 Lupus erythematosus에 대한 올바른 분류는?

① M32   ② L93.0

③ M33.0   ④ M34.0

⑤ M33.2

해설 • 전신홍반루프스는 M32로 분류하고 홍반루푸스는 L 코드로 분류한다.

정답 ②

19 Palmar fascial fibromatosis에 대한 올바른 분류는?

① M54   ② M70.0

③ M54.1   ④ M72.0

⑤ M54.3

해설 • 손바닥근막섬유종증(뒤퓌트랑)은 운활막 및 힘줄 장애로 분류하지 않고 M72.0 코드로 분류한다.

정답 ④

20 Progressive systemic sclerosis와 Circumscribed scleroderma에 대한 분류는?

① P83.0, M34.0　　　② L94.0, M34.0

③ M34.0, L94.0　　　④ P38.0, L94.0

⑤ M34.1, M34.2

해설 · 진행성전신 경화증은 M 코드로 분류하고 국한피부경화증은 L 코드로 부여한다.
정답 ③

21 Chronic crepitant synovitis of hand and wrist에 대한 올바른 분류는?

① M54　　　② M70.0

③ M54.1　　　④ G71.0

⑤ M54.3

해설 · 손 및 손목의 만성 염발음성 윤활막염은 M 코드로 분류한다.
정답 ②

22 lumbago due to displacement of intervertebral disc에 대한 분류는?

① M51.2　　　② M50.2

③ M50.3　　　④ M51.8

⑤ M53.0

해설 · 추간판 전위로 인한 요통은 M 코드로 분류한다.
정답 ①

23 Psychogenic dorsalgia에 대한 올바른 분류는?

① M54　　　② F45.4

③ M54.1　　　④ M54.2

⑤ M54.3

해설 · 등통증은 M 코드로 분류하지만 심인성 등통증은 F 코드로 분류한다.
정답 ②

24 Muscular dystrophy에 대한 올바른 분류는?

① M54   ② F45.4

③ M54.1   ④ G71.0

⑤ M54.3

해설 ● 근디스트로피(근육퇴행위축)은 M 코드로 분류할 것 같지만 G 코드로 분류한다.
정답 ④

보건의료정보관리학
필기시험문제집

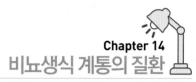

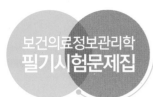

보건의료정보관리학
필기시험문제집

> KCD 3권에서 찾은 후 KCD 1권 가서 확인하세요! 3권에서 찾은 경로를 써 가면서 연습하세요.(예제 처럼)
>
> **예제** 임신 → …에 합병된 → 빈혈 → 철결핍성

1 Ureteric kinking and stricture with hydronephrosis에 대한 올바른 분류는?

① N28.0 　　　　　 ② N03.9

③ N13.1 　　　　　 ④ N00.5

⑤ N13.5

해설 · 수신증을 동반한 요관 꼬임 및 협착
정답 ③

2 Benign neoplasms of prostate에 대한 올바른 분류는?

① N40.0 　　　　　 ② D29.1

③ N41.0 　　　　　 ④ N41.8

⑤ C40.0

해설 · 전립선의 양성 신생물은 악성이 아닌 양성으로 분류한다.
정답 ②

3 Prolapse of vaginal after hysterectomy에 대한 올바른 분류는?

① N71.0 　　　　　 ② D29.1

③ N41.0 　　　　　 ④ N60.3

⑤ N99.3

해설 · 비뇨기계의 처치 후 장애는 N99._으로 분류한다.
정답 ⑤

04 Calculus in diverticulum of bladder에 대한 올바른 분류는?

① N28.0　　　　　　　　　② N21.0

③ N13.1　　　　　　　　　④ N00.5

⑤ N13.5

해설 • 방광의 게실내 결석
정답 ②

05 Chronic renal impairment에 대한 올바른 분류는?

① N18.9　　　　　　　　　② N20.0

③ N17.8　　　　　　　　　④ N18.4

⑤ N20.0

해설 • 만성 신장병이나 만성 신장기능 장애는 N 코드로 분류한다.
정답 ①

06 Endometrial adenomatous hyperplasia에 대한 올바른 분류는?

① N80.3　　　　　　　　　② N83.0

③ N73.6　　　　　　　　　④ N84.1

⑤ N85.1

해설 • 자궁내막 선종성 증식증
정답 ⑤

07 end-stage nephropathy due to hypertension에 대한 올바른 분류는?

① N26　　　　　② I12.0　　　　　③ N18.0

④ N25.0　　　　⑤ N28.0

해설 • 고혈압으로 인한 말기 신장병증은 I 코드로 분류한다.
정답 ②

8 Post traumatic urethral stricture에 대한 올바른 분류는?

① N28.0   ② N21.0

③ N13.1   ④ N35.0

⑤ N13.5

> **해설** · 외상 후 요도협착
> 외상 후 요도협착은 손상 외인으로 분류하지 않고 N 코드로 분류한다.
>
> **정답** ④

9 orchitis with abscess에 대한 올바른 분류는?

① N42.3   ② D29.1

③ N41.0   ④ N41.8

⑤ N45.0

> **해설** · 농양을 동반한 고환염은 N 코드로 분류하고 병원체 분류가 필요할 때 추가 분류한다.
>
> **정답** ④

10 Cystic mastopathy with epitheilial proliferation에 대한 올바른 분류는?

① N42.3   ② D29.1

③ N41.0   ④ N60.3

⑤ C40.0

> **해설** · 상피증식을 동반한 낭성유방병증은 신생물 코드로 분류할 것 같지만 N 코드로 분류한다.
>
> **정답** ④

11 Acute Purulent endometritis에 대한 올바른 분류는?

① N71.0   ② D29.1

③ N41.0   ④ N60.3

⑤ C40.0

> **해설** · 급성 화농성 자궁내막염은 자궁내막염으로 찾는다.
>
> **정답** ①

12 Postprocedural pelvic peritoneal adhesions에 대한 올바른 분류는?

① N28.0
② N21.0
③ N73.6
④ N35.0
⑤ N60.3

> **해설** · 처치 후 골반복막유착
> **정답** ③

13 비뇨생식기 질환에 대한 분류 준칙이 틀린 것은?

① 사구체 질환이 임신과 관련될 때에는 O 코드로 분류한다.
② 만성 신장질환이 고혈압을 동반한 경우에 I12._으로 분류한다.
③ 선천성 신부전은 Q 코드로 분류한다.
④ 방광염이 균에 감염되면 감염된 병원체의 원인균에 대하여 추가 분류한다.
⑤ 뇨배양 검사 결과 대장균이 10만 이상이면 요로 감염으로 분류한다.

> **해설** · 선천성 신부전은 P 코드로 분류한다.
> **정답** ③

14 Endometriosis of pelvic peritoneum에 대한 올바른 분류는?

① N80.3
② N21.0
③ N73.6
④ N35.0
⑤ N60.3

> **해설** · 골반복막의 자궁내막증
> **정답** ①

15 Dysplasia of prostate에 대한 올바른 분류는?

① N42.3
② D29.1
③ N41.0
④ N41.8
⑤ C40.0

> **해설** · 전립선의 이형성은 저등급 형성 이상으로 양성 코드로 분류하지 않고 N 코드로 분류한다.
> **정답** ①

16 Follicular cyst of ovary에 대한 올바른 분류는?

① N80.3   ② N83.0

③ N73.6   ④ N35.0

⑤ N60.3

 · 난소의 난포낭
정답 ②

17 Cystitis genococcal에 대한 올바른 분류는?

① A54.0   ② B54.0

③ N30   ④ M30

⑤ C53.0

해설 · 방광염은 N 코드로 분류하지만 임균성 방광염은 N 코드로 분류한다.
정답 ①

18 Tuberculous cystitis에 대한 올바른 분류는?

① A18.11+N33.0*   ② N17.0

③ B96.2   ④ N11.9, B96.2

⑤ N11.1, B96.2

해설 · 결핵성 방광염
     · 달리 분류된 질환에서의 방광 장애는 이원 분류한다.
정답 ①

19 Mucous polyp of cervix에 대한 올바른 분류는?

① N80.3   ② N83.0   ③ N73.6

④ N84.1   ⑤ N60.3

해설 · 자궁경부의 점액폴립
정답 ④

20 Acute glomerular disease in IUP at 30 weeks에 대한 올바른 분류는?

① O99.4　　　　　② O99.5　　　　　③ O26.8

④ O99.6　　　　　⑤ O99.2

 · 임신과 관련된 사구체 질환은 O26.8로 분류한다.
정답 ③

21 Hypertrophy of kidney에 대한 올바른 분류는?

① A54.0　　　　　② B54.0

③ N30　　　　　④ M30

⑤ N28.8

 · 신장의 비대는 비대로 가서 찾는다.
정답 ⑤

22 Glomerular disorder in multiple myeloma에 대한 올바른 분류는?

① C90.0　　　　　② C94.2

③ C90.0+N08.1*　　　　　④ C94.2+N08.2*

⑤ C90.0+N08.4*

 · 신생물에서 사구체 장애는 이원 분류한다.
정답 ③

23 Incompetence of cervix uteri에 대한 올바른 분류는?

① N80.3　　　　　② N83.0

③ N88.3　　　　　④ N84.1

⑤ N85.1

 · 자궁경부의 무력증
정답 ③

24 Uraemia of newborn에 대한 올바른 분류는?

① N18.9   ② N20.0

③ N17.8   ④ Q96.0

⑤ P96.0

 해설 · 신생아 요독증은 P 코드로 분류한다.

정답 ⑤

25 Acute nephrotic syndrome with diffuse endocapillary prollferative glomerulone-phritis (Biopsy was done)에 대한 올바른 분류는?

① N00.4   ② N00.3

③ N00.2   ④ N00.5

⑤ N00.6

해설 · 사구체 질환은 3권에서 찾은 후 1권에서 4단위 분류를 한다.
· 세분류를 할 때는 신장 생검이나 부검으로 확인된 경우에만 분류한다.

정답 ①

26 Congenital renal failure에 대한 올바른 분류는?

① N17.0   ② Q17.0

③ P96.0   ④ K76.7

⑤ O90.4

해설 · 선천성 신부전은 Q 코드로 분류하지 않고 P 코드로 분류한다.

정답 ③

27 Chronic pyelonephritis due to Escherichia coli?

① N11.9   ② N17.0

③ B96.2   ④ N11.9, B96.2

⑤ N11.1, B96.2

해설 · 대장균으로 인하여 만성 신우신염인 경우에는 병원체에 대하여 추가 분류한다.

정답 ④

28 Renal failure following delivery에 대한 올바른 분류는?

① O86.2

② C94.2

③ O90.4

④ O26.8

⑤ P96.0

해설 · 분만에 따른 신부전은 O90.4로 분류한다.

정답 ③

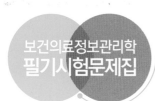
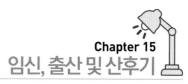

> KCD 3권에서 찾은 후 KCD 1권 가서 확인하세요! 3권에서 찾은 경로를 써 가면서 연습하세요.(예제 처럼)
> **예제** 임신 → …에 합병된 → 빈혈 → 철결핍성

1 임신, 출산 및 산후기의 분류 준칙이 틀린 것은?

① O08._은 유산의 합병증이 있는 경우에 분류한다.

② 분만 결과에 대하여 Z37._으로 분류한다.

③ 임신한 산모가 자궁의 선천기형이 있는 경우 O 코드로 분류한다.

④ 산욕열이 있는 산모에 대하여 O 코드로 분류한다.

⑤ 제왕절개 및 유산 후 수술 및 처치후 합병증인 경우에는 S 코드로 분류한다.

해설 · 산과적 수술 및 처치 후의 합병증은 O 코드로 분류한다.
정답 ⑤

2 Tuberculosis in IUP at 32 weeks에 대한 올바른 분류는?

① A15.9, O98.0   ② O98.0, A16.981

③ O99.0   ④ O26.8

⑤ O47.9

해설 · 임신 상태에서 질병이 걸린 경우 임신 상태 코드와 질병에 대한 코드를 분류한다.
정답 ②

3 Cardiac complication of anaesthesia during labour에 대한 올바른 분류는?

① O73.1   ② O74.1

③ O72.1   ④ O74.2

⑤ O99.3

해설 · 분만 중 마취로 인한 심장합병증은 합병증으로 찾는다.
정답 ④

04 임신, 출산 및 산후기의 분류 준칙이 틀린 것은?

① 산과적 사망은 분만 후 42일~1년으로 O 코드로 분류한다.

② 불임법은 Z 코드로 분류한다.

③ 사산아는 임신 24주 이내 만출되어 사망한 경우를 의미한다.

④ 사산아는 O 코드로 분류한다.

⑤ 정맥류가 임신중에 발생하면 O 코드로 분류한다.

해설 · 사산아는 Z 코드로 분류한다.
정답 ④

05 Rupture of tube due to pregnancy에 대한 올바른 분류는?

① O00.1　　　　② O00.2　　　　③ O08.0

④ O08.2　　　　⑤ O01.0

해설 · 임신으로 인한 난관파열인 경우 난관임신으로 분류한다.
정답 ①

06 임신, 출산 및 산후기의 분류 준칙이 틀린 것은?

① 불완전 유산은 유산 후에 임신의 산물이 남아 있는 상태를 의미한다.

② 완전 유산은 태반이 완전히 떨어지고 임신 산물이 함께 배출된 경우를 의미한다.

③ 임신에 합병된 질병이 있는 경우에는 O 코드와 질병에 대한 코드를 분류한다.

④ 유산의 후발 에피소드는 유산할 당시에 합병증이 있는 경우를 의미한다.

⑤ 유산이란 임신 상태를 지속하지 못하고 태아와 그 부속물이 체외로 배출되는 현상을 의미한다.

해설 · 유산의 후발 에피소드는 유산할 당시에 합병증이 없었고 유산 후 합병증이 발생하는 것을 의미한다.
정답 ④

07 Septic shock(Therapeutic Incomplicate abortion was performed 8 days ago during previous admission)에 대한 올바른 분류는?

① O08.0　　　　② O08.5　　　　③ O08.3

④ O08.6　　　　⑤ O08.7

해설 · 유산은 현재 에피소드와 후발 에피소드로 나뉘며 완전 유산, 불완전 유산에 따라 분류한다.
정답 ①

8 Maternal care for double uterus in IUP 25 weeks에 대한 올바른 분류는?

① O34.0

② O34.01

③ O34.2

④ O60.1

⑤ O99.0

 자궁의 선천기형은 Q 코드로 분류하지만 임신 상태인 경우 O 코드로 분류하며 임신 상태인 이중자궁에 대한 산모관리는 3권에서 찾은 후 1권가서 확인한다.

정답 ②

9 Infection of urinary tract in pregnancy에 대한 올바른 분류는?

① O14.0

② O14.1

③ O12.2

④ O15.1

⑤ O23.4

해설 · 임신 중 요로 감염은 임신으로 가서 찾는다.

정답 ④

10 다음 중 제왕절개를 선택해야 되는 경우가 아닌 것은?

① 난산

② 쌍각자궁의 기형

③ 유착태반

④ 초고령 임산부

⑤ 이상태위

해설 · 유착태반은 태아가 나온 후 붙어있는 태반을 손으로 집어 넣어 꺼내는 것이다.

정답 ③

11 Obstructed labour due to breech presentation에 대한 올바른 분류는?

① O63.1

② O99.2

③ O64.1

④ O64.3

⑤ O64.8

 · 둔부태위로 인한 난산은 주치의가 역아외회전술을 시행하여 태아가 질을 통해 둔위 자세로 인하여 태어난 경우 주진단은 O64.1이 된다.

정답 ③

12 Maligant hydatidiform mole에 대한 올바른 분류는?

① O01.0　　　　　　② O01.1　　　　　　③ O01.9

④ D39.2　　　　　　⑤ O08.3

 · 악성 포상기태는 양성으로 분류한다.

 ④

13 Delivery complicated by premature reupture of membrane. Post partum hemorrhage에 대항 올바른 분류는?

① O42.9, O72.1　　　　　　② O42.99, O72.1

③ O42.0, O72.1　　　　　　④ O72.1

⑤ O42.99

 · 조기양막의 파열의 분만 합병증. 분만 후 출혈에 대하여 각각 분류한다.

정답 ②

14 Infection caesarean section wound following delivery에 대한 올바른 분류는?

① T81.4, Y65.0　　　　　　② T81.4, Y62.0

③ O86.0, Y62.0　　　　　　④ O86.0, Y65.0

⑤ O90.1, Y62.0

 · 산과수술상처의 감염은 O 코드로 분류한다.

정답 ③

15 Pre-existing hypertensive heart disease complicating pregnancy에 대한 올바른 분류는?

① O10.0　　　　　　② O10.1　　　　　　③ O10.2

④ O10.3　　　　　　⑤ O10.4

 · 선재성 고혈압성 심장질환은 O10.1로 분류한다.

 ②

16 임신, 출산 및 산후기의 분류 준칙이 틀린 것은?

① 절박 유산은 임신 20주 이전에 질출혈이 동반되며 임신 유지가 가능한 상태이다.

② 다태 임신에서 하나는 유산을 하고 하나 이상 임신 상태가 지속된 경우 유산 코드를 부여하지 않는다.

③ 자궁의 선천기형은 Q 코드로 분류하지만 임신 상태의 선천성 자궁 기형은 O 코드로 분류한다.

④ 20주 이상의 태아가 자궁내 사망인 경우에도 코딩한다.

⑤ 양막의 조기 파열은 42시간 전후에 따라 분류한다.

> **해설** · 양막의 조기 파열은 24시간 전후에 따라 분류한다.
> **정답** ⑤

17 Eclampsia in labour에 대한 올바른 분류는?

① O14.0   ② O14.1   ③ O12.2

④ O15.1   ⑤ O20.0

> **해설** · 분만중 자간은 분만에 가서 찾는다.
> **정답** ④

18 Delivery by emergency caesarean section. IUP at 32 weeks.에 대한 올바른 분류는?

① O73.1   ② O80.1, O60.10

③ O72.1, O60.12   ④ O81.4, O60.19

⑤ O82.1, O60.11

> **해설** · 응급제왕절개에 의한 분만은 분만으로 찾는다.
> **정답** ⑤

19 Pre-existing Non Insuline diabetes mellitus in IUP 30 weeks에 대한 올바른 분류는?

① O23.9   ② O23.5   ③ O24.0

④ O24.1   ⑤ O24.9

> **해설** · 당뇨는 인슐린 의존성 당뇨와 비인슐린 의존성 당뇨로 구분되며 선재성 당뇨는 O24._으로 구분한다.
> **정답** ④

20 임신, 출산 및 산후기의 분류 준칙이 틀린 것은?

① 임신 만기전은 임신 만 37주 미만을 의미한다.

② 임신 만기는 임신 만 37주부터 만 42주 미만을 의미한다.

③ 임신 만기후는 임신 42주 또는 그 이상을 의미한다.

④ O98을 부여할 때는 원래질병을 주진단으로 부여하고 O98을 추가진단으로 분류한다.

⑤ 포상기태가 악성인 경우에는 D39.2로 분류한다.

> **해설** • O98을 부여할 때는 O98을 주진단으로 부여하고 원래 질병을 추가진단으로 분류한다.
> **정답** ④

21 atonic postpartum haemorrhage에 대한 올바른 분류는?

① O62.2 ② O72.1 ③ O99.0
④ O62.3 ⑤ O63.0

> **해설** • 무긴장성 분만 후 출혈은 분만으로 가서 찾는다.
> **정답** ②

22 Maternal care for multiple gestation with Malpresentation of one fetus or more에 대한 올바른 분류는?

① O31.2 ② O33.5 ③ O32.2
④ O32.5 ⑤ O33.1

> **해설** • 한 명 이상 태하의 이상태 위에 대한 산모관리는 임신에 가서 찾는다.
> **정답** ④

23 Maternal care for intrauterine death에 대한 올바른 분류는?

① O36.0 ② O41.1 ③ O36.2
④ O36.4 ⑤ O41.0

> **해설** • 자궁내 사망의 산모관리는 산모관리에 가서 찾는다.
> **정답** ④

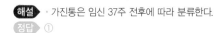

24 임신, 출산 및 산후기의 분류 준칙이 틀린 것은?

① 가진통은 임신 20주 전후에 따라 분류한다.

② 정상분만은 37주 전후에 따라 분류한다.

③ 분만 4기는 자궁수축이 잘되어 회복실에서 병실로 갈 때까지를 의미한다.

④ 3시간 이내의 분만을 급속분만이라고 한다.

⑤ 산모가 이전에 제왕절개를 하였고 현재 제왕절개를 선택한 경우 이전의 제왕절
개 부분에 대하여 분류한다.

해설 ▸ 가진통은 임신 37주 전후에 따라 분류한다.

정답 ① ①

25 다음 중 용어에 대한 정의가 틀린 것은?

① 임신 20주 이전에 출혈이 동반되는 것을 계류유산이라고 한다.

② 유산 후 태아나 태반의 일부가 자궁내에 남아 있는 것을 불완전 유산이라고 한다.

③ 조기분만은 임신 37주 이전에 분만한 것을 의미한다.

④ 급속분만은 진통시작에서 태아 만출까지의 시간이 6시간 미만인 경우를 의미
한다.

⑤ 초고령 임산부는 임산부의 나이가 35세 이상인 경우를 의미한다.

해설 ▸ 급속분만은 진통시작에서 태아 만출까지의 시간이 3시간 미만인 경우를 의미한다.

정답 ④ ④

26 Premature rupture of membranes onset of labourafter 24 hours에 대한 올바른 분
류는?

① O41.9   ② O42.1

③ O42.0   ④ O42.19

⑤ O42.09

해설 ▸ 양막의 조기파열은 24시간 전후로 분류하며 임신주수에 따라 5단위 세분류를 한다.

정답 ④ ④

27   임신, 출산 및 산후기의 분류 준칙이 틀린 것은?

① 입원기간 중 산후 합병증과 분만 합병증이 있는 경우 분만의 합병증이 주진단이 된다.

② 산후기와 관련된 정신 및 행동장애는 F 코드로 분류된다.

③ 산욕열은 분만 42시간 후 산욕 15일 이내 38℃ 이상의 발열이 지속되는 것이다.

④ 산후기란 분만 후 6~8주까지를 의미한다.

⑤ 제왕절개 후 상처 감염인 경우 O 코드와 손상외인 코드와 같이 분류한다.

해설 • 산욕열은 분만 24시간 후 산욕 10일 이내 2일 이상 38℃ 이상의 발열이 지속되는 것이다.
정답 ③

28   Z38._에 대한 설명으로 맞는 것은?

① 분만 결과에 대한 코드이다.

② 신생아가 태어난 장소에 따라 분류하는 코드이다.

③ 자궁내 피임장치가 존재하는 경우에 분류하는 코드이다.

④ 분만 후 간호 & 검사 시 분류한다.

⑤ 병원에 오는 도중 임산부가 분만 후 간호받을 때 분류하는 코드이다.

정답 ②

29   임신, 출산 및 산후기의 임신주수나 시간 및 시기에 맞게 질병 분류를 해야하지만 이 내용과 관련이 없는 내용은?

① 초고령 임산부   ② 가진통

③ 조기 양막파열   ④ 태아저산소증

⑤ 산과적 사망

해설 • 태아저산소증인 경우 임신 기간이나 시간과는 관련이 없다.
정답 ④

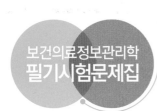 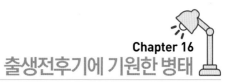

KCD 3권에서 찾은 후 KCD 1권 가서 확인하세요! 3권에서 찾은 경로를 써 가면서 연습하세요.(예제 처럼)

[예제] 임신 → …에 합병된 → 빈혈 → 철결핍성

---

01 Term birth living child.

Sepsis of newborn due to steprococcus, Group B에 대한 올바른 분류는?

① P36.0, Z38.0　　　　　② P35.1, Z38.1

③ P35.3, Z37.0　　　　　④ P36.4, Z37.0

⑤ P36.5, Z37.2

> [해설] · 연쇄알균 B군으로 인한 신생아 패혈증은 감염 코드를 추가 분류하지 않으며 임신 만기 출생아에 대하여
> Z 코드를 부여한다.
> [정답] ①

---

02 Caesarean section for present delivery에 올바른 분류는?

① P07.10　　　　　② P07.11

③ P07.12　　　　　④ P03.4

⑤ P07.14

> [해설] · 현재 분만을 위한 제왕절개는 O 코드로 분류하지 않고 P 코드로 분류한다.
> [정답] ④

---

03 syndrome of infant of mother with gestational diabetes에 대한 올바른 분류는?

① P08.0　　　　　② P08.1

③ P08.2　　　　　④ P70.0

⑤ P10.0

> [해설] · 임신성 당뇨병을 가진 산모의 영아증후군은 출생 전후기에 일어나는 병태에 가서 찾는다.
> [정답] ④

04 출산 전후기와 관련된 내용이 틀린 것은?

① 출생이란 임신 기간에 관계없이 수태의 산물이 모태로부터 완전히 만출되어 태아가 호흡하고 생명의 징후가 나타나는 것을 말한다.

② 태아 사망은 임신 기간과 관계없이 수태의 산물이 모체로부터 완전히 만출 전 사망하는 것을 의미한다.

③ 신생아는 출생에서 생후 1개월까지를 의미한다.

④ 출생 전후기란 임신 28주부터 생후 1주까지의 기간을 의미한다.

⑤ 출생 전후기를 지난 나이라도 질병이 출생 전후기에 발생한 경우 질병 코드로 분류한다.

> **해설** • 출생 전후기를 지난 나이라도 질병이 출생 전후기에 발생한 경우에 P 코드로 분류한다.
> **정답** ⑤

05 Birth weight less than 1249 grams에 대한 올바른 분류는?

① P07.10   ② P07.11   ③ P07.12

④ P03.4   ⑤ P07.14

> **해설** • 출산시 체중 1249 grams
> **정답** ①

06 Birth weight 1,600 gram에 대한 올바른 분류는?

① P07.10   ② P07.11   ③ P07.12

④ P07.13   ⑤ P07.14

> **해설** • 출산 체중에 관련하여 출생 전후기에 일어나는 병태 → 저 → 출산시 체중 → 1500~1749 gram → 으로 가서 분류한다.
> **정답** ③

07 neonatal chlamydial conjuctivitis에 대한 올바른 분류는?

① P37.8   ② P39.4   ③ P39.1

④ P36.4   ⑤ P50.1

> **해설** • 신생아 클라미디아 결막염은 임산부의 산도에 감염되어 있던 클라미디아 트라코마티스 병원체가 신생아의 눈에 감염된 것으로 세균검사를 하여 진단한다. 생후 5~14일 경에 발병되며 비교적 흔한 질병으로 짙은 눈 꼽이 많이 끼는 질병이다. 신생아 클라미디아 결막염은 질병명에 가서 찾는다.
> **정답** ③

8 Subdural haematoma due to birth injury에 대한 올바른 분류는?

① P07.10 　　　　　　　　② P07.11

③ P07.12 　　　　　　　　④ P10.1

⑤ P07.14

해설 · 출산손상으로 인한 경막하 출혈
정답 ④

9 Neonatal thyrotoxicosis에 대한 올바른 분류는?

① P11.5 　　　　　　　　② P28.5

③ P83.4 　　　　　　　　④ P35.3

⑤ P72.1

해설 · 신생아 갑상선독증
정답 ⑤

10 Hyperbilirubinaemia of prematurity에 대한 올바른 분류는?

① P61.0 　　　　　　　　② P57.0

③ P59.0 　　　　　　　　④ P56.0

⑤ P57.9

해설 · 미숙아의 과빌리루빈 혈증은 신생아 황달이 원인으로 혈청 빌리루빈 수치가 놓은 것으로 광선치료를 하게
된다. 출생 전후기의 병태 → 과빌루빈혈증 → 신생아 → 미숙아의 → 으로 찾는다.
정답 ③

11 Congenital viral hepatitis에 대한 올바른 분류는?

① P11.5 　　　　② P28.5 　　　　③ P83.4

④ P35.3 　　　　⑤ P07.14

해설 · 선천성 바이러스 간염은 Q 코드로 분류하지 않고 P 코드로 분류한다.
정답 ④

12 Syndrome of infant of diabetic mother에 대한 올바른 분류는?

① P07.10

② P70.1

③ P07.12

④ P03.4

⑤ P07.14

> **해설** · 당뇨병을 가진 산모의 영아증후군
> **정답** ②

13 Breast engorgement of newborn에 대한 올바른 분류는?

① P11.5

② P28.5

③ P83.4

④ P03.4

⑤ P07.14

> **해설** · 신생아의 유방충혈
> **정답** ③

14 Blue asphyxia with 1-minute Apgar score 4-7에 대한 올바른 분류는?

① P20.9

② P21.1

③ P22.0

④ P23.0

⑤ P24.0

> **해설** · 아프가 점수는 출생 직후 신생아를 평가하는 방법으로 심박수, 호흡능력, 근육긴장도, 자극에 대한 반응, 피부색을 검사하며 1분 아프가 점수 4~7의 청색질식은 질병명 질식으로 찾는다.
> **정답** ②

15 Transient neonatal diabetes mellitus에 대한 올바른 분류는?

① P61.0

② P57.0

③ P59.0

④ P70.2

⑤ P57.9

> **해설** · 일과성 신생아 당뇨는 매우 희귀하며 보통 생후 첫주에서 발생하여 수개월가량 지속될 수 있으며 인슐린 투여가 반드시 필요하다.
> **정답** ④

16 Diper dermatitis에 대한 올바른 분류는?

① A09.0   ② P28.5

③ L22   ④ B35.3

⑤ L21.0

 · 기저귀 피부염은 P 코드로 분류하지 않고 피부염 L 코드로 분류한다.

정답 ③

17 Infectious neonatal diarrhea에 대한 올바른 분류는?

① A09.0   ② P28.5

③ P83.4   ④ B35.3

⑤ P72.1

 · 감염성 신생아 설사는 p 코드로 분류하지 않고 감염성 질환인 A 코드로 분류한다.

정답 ①

18 Dysmorphism due to warfarin에 대한 올바른 분류는?

① Q96.2   ② P07.11

③ Q86.2   ④ P03.4

⑤ P07.14

 · 와파린으로 인한 이상형태증은 Q 코드로 분류한다.

정답 ③

19 Cerebral edema due to birth injury에 대한 올바른 분류는?

① P10.0   ② P11.0

③ P08.2   ④ P70.0

⑤ P10.0

 · 출산손상으로 인한 외상은 P10~P15에서 분류하며 출생 전후기에 일어나는 병태에 가서 찾는다.

정답 ②

20 Early congenital syphilitic rhinitis에 대한 올바른 분류는?

① Q96.2   ② A50.0

③ Q86.2   ④ P03.4

⑤ P07.14

 · 조기 선천매독성 비염

정답 ②

21 Facial palsy due to birth injury에 대한 올바른 분류는?

① P07.10   ② P11.3

③ P07.12   ④ P03.4

⑤ P07.14

 · 출산 손상으로 인한 안면마비

정답 ②

22 Apnoea of newborn에 대한 올바른 분류는?

① P28.4   ② P28.40

③ P28.41   ④ P28.2

⑤ P27.8

 · 신생아의 무호흡은 미숙아 여부에 따라 5단위 분류를 하며 출생 전후기에 따른 병태에 가서 찾는다.

정답 ②

23 Newborn affected by, hypertonic precipiate delivery에 대한 올바른 분류는?

① P03.6   ② P03.8

③ P04.0   ④ P04.6

⑤ P05.3

 · 과다긴장성 급속 분만에 의하여 영향을 받은 신생아는 출생 전후기에 일어나는 병태 → 근긴장항진 → 자궁
수축, 태아 또는 신생아에 영향을 주는 → 으로 찾는다.

정답 ①

24 Birth injury to spine에 대한 올바른 분류는?

① P11.5   ② P11.3   ③ P07.12

④ P03.4   ⑤ P07.14

 · 척추의 출산 손상

정답 ①

25 Respiratory failure of newborn에 대한 올바른 분류는?

① P11.5   ② P28.5   ③ P07.12

④ P03.4   ⑤ P07.14

 · 신생아의 호흡부전

정답 ②

26 임신 기간에 비하여 체중 과다에 대하여 분류하는 코드는?

① P08._   ② P05._   ③ P07._

④ P21._   ⑤ P72._

정답 ①

27 신생아 출생 장소와 관련된 코드는?

① Z37._   ② Z38._   ③ Z36._

④ Z35._   ⑤ Z34._

정답 ②

28 Intrauterine hypoxia에 대한 올바른 분류는?

① P20.9   ② P21.0   ③ P22.0

④ P23.0   ⑤ P24.0

 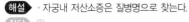 · 자궁내 저산소증은 질병명으로 찾는다.

정답 ①

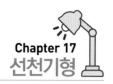

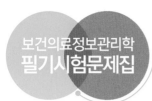

> KCD 3권에서 찾은 후 KCD 1권 가서 확인하세요! 3권에서 찾은 경로를 써 가면서 연습하세요.(예제 처럼)
>
> **예제** 임신 → …에 합병된 → 빈혈 → 철결핍성

1 Hesitancy of micturition에 대한 올바른 분류는?

① R33 　　　　　　② R34

③ R30.0 　　　　　④ R31.1

⑤ R39.1

해설 • 배뇨주저는 배뇨(micturition)로 찾는다.
정답 ⑤

2 1세 미만의 질병으로 항상 선천성으로 코딩하는 경우가 아닌 것은?

① 대동맥 협착증 　　　② 뇌의 위축

③ 장기형성부전 　　　　④ 신장기능 살실

⑤ 폐동맥 협착

정답 ④

3 Cardiorespiratory failure에 대한 올바른 분류는?

① R09.2 　　　　　　② I33.0

③ F45.3 　　　　　④ I04.2

⑤ I35.1

해설 • 심장호흡부전은 부전으로 찾는다. I 코드로 분류하지 않고 R 코드로 분류한다.
정답 ①

04 Stuttering에 대한 올바른 분류는?

① R47.8

② R47.1

③ R49.0

④ F98.5

⑤ R47.0

> **해설** • 말더듬증은 말을 순조롭게 하지 못하고 막히는 증상으로 개인의 인격적 장애에 그 원인으로 증상 코드로 부여하지 않고 F 코드로 부여한다.
>
> **정답** ④

05 Atrialseptal defect에 대한 올바른 분류는?

① Q21.0

② Q21.1

③ Q14.3

④ Q21.3

⑤ Q21.4

> **해설** • 심방중격 결손은 좌심방과 우심방 사이에 중격에 구멍이 있는 경우로 선천성 심장질환이다.
>
> **정답** ②

06 Acquired encephalocele에 대한 올바른 분류는?

① Q01.0

② Q01.2

③ Q01.8

④ G93.5

⑤ Q03.0

> **해설** • 선천성이라고 명시되어 있는 경우에는 선천성으로 분류하고 후천성이 기재되지 않는 경우에는 후천성이라고 분류한다.
>
> **정답** ④

07 Congenital disphragramstic hernia에 대한 올바른 분류는?

① Q79.1

② N30.0

③ Q61.1

④ P23.0

⑤ Q66.0

> **해설** • 횡경막은 수축과 이완을 통하여 호흡 운동을 도와주며 임신 10주 정도 형성되어 복부와 흉부를 가로막게 된다. 선천성 횡경막 탈장은 횡경막 결손으로 복부 내장이 밀려 올라와 폐를 압박하여 폐가 성장하지 못하여 호흡곤란과 청색증, 복부함몰 등의 증상을 나타낸다.
>
> **정답** ①

08 glaucoma of newborn에 대한 올바른 분류는?

① P59.1   ② Q15.0

③ Q16.0   ④ P70.2

⑤ P57.9

해설 · 신생아의 녹내장은 P 코드로 분류하지 않고 Q 코드로 분류한다.
정답 ②

09 Congenital nystagmus에 대한 올바른 분류는?

① Q14.0   ② Q15.0

③ Q14.3   ④ H55

⑤ H35.51

해설 · 선천 안진(안구진탕)은 선천성 Q 코드로 분류하지 않고 H 코드로 분류한다.
정답 ④

10 Dislocatable hip에 대한 올바른 분류는?

① N26.9   ② M30.0

③ Q65.6   ④ P23.0

⑤ Q60.2

해설 · 탈구성 고관절은 근골격 계통인 M 코드로 분류할 것 같지만 선천성인 Q 코드로 분류한다.
정답 ③

11 Tallpes equinovarus에 대한 올바른 분류는?

① N26.9   ② N30.0

③ Q61.1   ④ P23.0

⑤ Q66.0

해설 · 내반첨족은 골프채같이 발이 안으로 굽어 있다.
정답 ⑤

12 Dosal spina bifida with hydrocephalus에 대한 올바른 분류는?

① Q05.1   ② Q04.4

③ Q01.8   ④ Q05.2

⑤ Q06.0

 • 수두증을 동반한 이분척추는 척추뼈의 뼈가 불완전하게 닫혀있어 척추가 완전히 만들어지지 못하고 갈려져서 생기는 질환이다.

정답 ①

13 Etopic testis에 대한 올바른 분류는?

① N59.1   ② Q53.0

③ Q16.0   ④ P28.8

⑤ Q51.5

 • 이소고환은 고환이 비정상적으로 다른 부위에 있는 경우를 의미한다.

정답 ②

14 Congenitalhypertrophy of lip에 대한 올바른 분류는?

① P59.1   ② Q15.0   ③ Q18.6

④ P70.2   ⑤ P57.9

 • 선천성 입술의 비대는 대순증 또는 비대에 가서 찾는다.

정답 ③

15 Polycystic kidney, infantile type에 대한 올바른 분류는?

① N26.9   ② N30.0   ③ Q61.1

④ P23.0   ⑤ Q60.2

 • 다낭성 신장은 신장에 포도송이처럼 많은 낭종을 보이는 질환으로 담관의 이향성과 간문맥 주위에 섬유화를 동반하는 질환이다.

정답 ③

16 Ventricular septal defect에 대한 올바른 분류는?

① Q21.0   ② Q21.1

③ Q14.3   ④ Q21.3

⑤ Q21.4

해설 · 심실중격 결손은 좌심실과 우심실 사이의 중간 벽에 구멍이 있는 질병으로 선천성 심장질환이다.
정답 ①

17 congenitalabsenceof cervix에 대한 올바른 분류는?

① O59.1   ② Q37.2

③ Q16.0   ④ P28.8

⑤ Q51.5

해설 · 자궁경부의 선천결여는 결여로 찾는다.
정답 ⑤

18 Patent ductus arteriosus에 대한 올바른 분류는?

① Q21.0   ② Q21.1   ③ Q24.0

④ Q25.0   ⑤ Q21.4

해설 · 동맥관개존은 대동맥과 폐동맥 사이를 연결해주는 혈관인 동맥관이 출생 직후 닫혀야 하는데 닫히지 않아 계속 열려 있는 질병으로 수술로 치료한다. 찾을 때는 개방으로 찾는다.
정답 ④

19 Dextrocardia에 대한 올바른 분류는?

① Q21.0   ② Q21.1   ③ Q24.0

④ Q21.3   ⑤ Q21.4

해설 · 우심증은 심장이 우측에 있는 경우를 말하며 대부분 위나 간 등의 내장기관이 모두 좌우로 반대가 되는 경우가 많다. 우심증으로 찾는다.
정답 ③

20 Congenital laryngeal stridor에 대한 올바른 분류는?

① P59.1　　　　　　　　　② Q31.0

③ Q16.0　　　　　　　　　④ P28.8

⑤ P57.9

> **해설** ▸ · 선천성 후두 그렁거림은 선천성이라고 명시되어 Q 코드로 분류할 것 같지만 신생아 코드 P 코드로 분류한다.
>
> **정답** ④

21 Cleft soft palate with bilateral cleft lip에 대한 올바른 분류는?

① P59.1　　　　　　　　　② Q37.2

③ Q16.0　　　　　　　　　④ P28.8

⑤ P57.9

> **해설** ▸ · 구순열은 선천성 기형으로 입술과 입 천장이 제대로 붙지 못하고 갈라진 채 태어나는 경우로 입술과 입천장을 봉합해주는 수술을 하게 된다. 연구개열은 입천장이 깨진 기형을 의미한다.
> · 양쪽 구순열을 동반한 연구개열은 cleft로 찾는다.
>
> **정답** ②

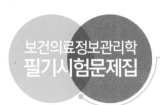

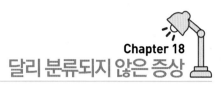

> KCD 3권에서 찾은 후 KCD 1권 가서 확인하세요! 3권에서 찾은 경로를 써 가면서 연습하세요.(예제 처럼)
> 예제 임신 → …에 합병된 → 빈혈 → 철결핍성

01 고혈압 진단없이 혈압이 상승한 경우에 분류하는 코드는?

① I10.9　　　　　　　　　② R03.0

③ I11.0　　　　　　　　　④ R06.9

⑤ D06.9

정답 ②

02 Tooth pain에 대한 올바른 분류는?

① R52.0　　　　　　　　　② R52.1

③ K08.80　　　　　　　　　④ R51

⑤ F45.4

해설 · 통증 코드는 R 코드로 분류되나 어느 한 기관이나 신체 부위에 속하지 않은 통증일 경우에 부여되며 치통은 소화기 계통 K 코드로 분류한다.

정답 ③

03 cough with heamorrhage에 대한 올바른 분류는?

① R05　　　　　　　　　② J41.0

③ F45.3　　　　　　　　　④ R04.2

⑤ P26.4

해설 · 출혈을 동반한 기침은 증상 코드인 R 코드로 분류한다.

정답 ④

04 Localized adiposity에 대한 올바른 분류는?

① R22.0   ② E65   ③ R23.0

④ R25.0   ⑤ R06.9

해설 • 지방은 백색지방과 갈색지방으로 나뉘며 백색지방은 피부 밑이나 내부 장기 주위에서 발견되며 에너지 저장고이고 내부장기를 보호하는 역할을 하여 에스트로겐 호르몬, 랩틴 호르몬, 아디포넥틴 호르몬과 관련이 있다. 갈색지방은 칼로리를 연소하는 역할을 한다. 그러므로 국소적 지방과다는 증상일 것으로 생각되지만 증상 코드인 R 코드로 분류하지 않고 내분비 질환 E 코드로 분류한다.

정답 ②

05 Hydrothorax에 대한 올바른 분류는?

① J94.8   ② G93.6   ③ Q82

④ J81   ⑤ R06.0

해설 • 수흉은 흉강안에 신 질환이나 심장의 합병증으로 생기는 삼출액으로 증상이 아닌 진단 코드를 부여해야 한다.

정답 ①

06 R 코드로 분류하는 경우가 아닌 것은?

① 일시적인 증상

② 원인이 없는 증상

③ 진단 내리기 전 환자의 퇴원

④ 필요한 검사를 위하여 타병원으로 이송

⑤ 모든 검사 후 진단명이 나온 경우

해설 • 모든 검사 후 진단명이 나온 경우에는 각 장으로 분류한다.

정답 ⑤

07 Impaired glucose tolerance에 대한 올바른 분류는?

① R13.0   ② E14.0   ③ R73.0

④ R74.0   ⑤ R76.0

해설 • 포도당 내성장애는 당뇨 코드로 분류해야될 것 같지만 증상 코드로 분류한다.

정답 ③

08 Sinus bradycardia에 대한 올바른 분류는?

① R00.0

② R00.1

③ I09.1

④ I23.1

⑤ I13.1

해설 · 동성서맥은 심전도에서 맥박 등에 특별한 이상이 없으면서 맥박이 1분에 60 이하인 경우를 말한다. 약물 유발성일 때 약물 분류를 위하여 추가 분류 할 수 있다.

정답 ②

09 Abnormal of pupillary reflex function에 대한 올바른 분류는?

① R29.2

② H57.0

③ J39.2

④ R29.0

⑤ R27.0

해설 · 동공반사기능의 이상은 눈 코드인 H 코드로 분류한다.

정답 ①

10 Epidemic myalgia에 대한 올바른 분류는?

① R05

② B33.0

③ F45.3

④ N04.2

⑤ M26.4

해설 · 유행성 근통은 근골계로 분류하지 않고 B 코드로 분류하고 흉막통증으로 찾는다.

정답 ②

11 Pleurisy with effusion과 Pleurisy에 대한 올바른 분류는?

① J06.9, R06.9

② I33.0, R06.9

③ J90, R09.1

④ J11.1, R06.9

⑤ J32.1, R09.1

해설 · 삼출액을 동반한 흉막염은 J 코드로 분류하고 흉막염은 증상 코드인 R 코드로 분류한다.

정답 ③

12 Tremor와 Chorea와의 차이는 무엇인가?

① 똑 같은 R25.1 코드로 분류하면 된다.

② 똑 같은 G25.5 코드로 분류하면 된다.

③ 진전은 R25.1 코드로 부여하고 무도병은 G25.5 코드로 부여한다.

④ 진전은 G25.5 코드로 부여하고 무도병은 R25.1 코드로 부여한다.

⑤ 모두 F 코드로 부여한다.

해설 • 진전은 자신의 의사와는 상관없이 떨리는 것이고 무도병은 얼굴, 손, 발 등이 저절로 심하게 움직여 춤추는 듯한 모습이다.

정답 ③

13 Microscopic hematuria에 대한 올바른 분류는?

① R33　　　　　　② R34　　　　　　③ R30.0

④ R31.1　　　　　⑤ R35

해설 • 현미경적 혈뇨는 출혈로 찾는다.

정답 ④

14 Function diaffhoea에 대한 올바른 분류는?

① R16.0　　　　　② R15　　　　　　③ R17.0

④ R19　　　　　　⑤ K59.1

해설 • 기능성 설사는 명확한 진단을 내릴 수 있는 증상이므로 소화기 계통 K 코드로 분류한다.

정답 ⑤

15 Pain in neck에 대한 올바른 분류는?

① R05　　　　　　② B33.0　　　　　③ F45.3

④ N04.2　　　　　⑤ M54.2

해설 • 목의 통증은 근골격계 M 코드로 분류한다. 즉, 명확한 진단을 내릴 수 있는 진단이나 증상은 R 코드로 분류하지않는다.

정답 ⑤

16 Acrocyanosis에 대한 분류가 알맞은 것은?

① R22.0 ② E65 ③ R23.0

④ I73.8 ⑤ R06.9

해설 • 청색증은 R 코드로 분류하고 말단 청색증은 순환기 계통의 I 코드로 분류한다.
정답 ④

17 Difficulty in swallowing에 대한 올바른 분류는?

① R10.44 ② R11 ③ R12

④ R13 ⑤ R14

해설 • 삼킴곤란=Dysphagia는 증상 코드인 R 코드로 분류한다.
정답 ④

18 R 코드로 분류하는 내용으로 틀린 것은?

① 입원 당시의 증상인 경우 분류한다.

② 확실한 진단은 못 내리고 증상만 있는 경우 분류한다.

③ 더 이상의 정확한 진단이 불필요한 경우에 분류한다.

④ 의료의 중요한 문제라는 것을 알리는 증상에 대하여 분류한다.

⑤ 뚜렷한 증상이 있는 경우 분류한다.

해설 • 뚜렷한 증상이 있는 경우에는 각 장으로 분류한다.
정답 ⑤

19 Catatonic Stupor에 대한 올바른 분류는?

① R33 ② F20.2 ③ G25.9

④ R40.1 ⑤ R39.1

해설 • 긴장성 혼미는 증상인 듯하여 R 코드로 분류할 것 같지만 F 코드로 분류한다.
정답 ②

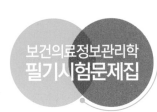
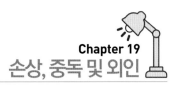

KCD 3권에서 찾은 후 KCD 1권 가서 확인하세요! 3권에서 찾은 경로를 써 가면서 연습하세요.(예제 처럼)

예제 임신 → …에 합병된 → 빈혈 → 철결핍성

1 Severe hypothermia. Patient fell in her garden in cold weather에 대한 올바른 분류는?

① S68, X30.0

② T68, X31.0

③ S60, X30.0

④ T60, X32.0

⑤ T64, X32.0

해설 · 질병 발생시킨 원인이 손상외인 경우 현재 질병과 손상외인 코드를 추가 분류한다.

정답 ②

2 Injury of intercostal blood vessels에 대한 올바른 분류는?

① S24.2

② S22.39

③ S23.19

④ S25.5

⑤ S06.20

해설 · 늑간 혈관의 손상인 S 코드의 3단위 5은 혈관의 손상으로 분류한다.

정답 ④

3 Postprocedural wound abscess에 대한 올바른 분류는?

① T81

② T81.4

③ T81.3

④ T81.0

⑤ T82.0

해설 · 수술 후의 합병증은 T81 코드로 분류한다.

정답 ②

04 손상 코드에 대한 질병 분류 준칙이 틀린 것은?

① 질병을 발생시킨 원인이 손상외인이며 명시되어 있는 경우 손상외인 코드를 추가 분류한다.

② 골절의 부정유합이나 불량유합은 손상외인 코드로 분류한다.

③ 골절이 개방성으로 명시되지 않은 경우 폐쇄성으로 분류한다.

④ 출산 손상으로 인한 골절은 손상외인 코드로 분류하지 않는다.

⑤ 골절의 후유증을 나타낼 때는 T 코드로 분류한다.

해설 · 골절의 부정유합이나 불량유합은 M 코드 근골격계 코드로 분류한다.
정답 ②

05 Displacement of implanted bone device에 대한 올바른 분류는?

① T84.1 ② T81.4 ③ T84.3
④ T81.0 ⑤ T82.0

해설 · 뼈 삽입 기구의 전위는 합병증으로 가서 찾는다.
정답 ③

06 Fracture of nasal bones에 대한 올바른 분류는?

① S02.01 ② S01.32 ③ S02.11
④ S02.20 ⑤ S00.3

해설 · 두개내 손상과 연관된 두개골 및 안면골 골절의 일차 분류를 위해서는 제 2권 질병 및 사망분류지침을 참고하며 골절은 폐쇄성과 개방성을 5단위에 분류한다.
정답 ④

07 Injury of nerve root of thoracic spine에 대한 올바른 분류는?

① S24.2 ② S22.39 ③ S23.19
④ S20.0 ⑤ S06.20

해설 · 흉수 신경근의 손상인 S 코드의 3단위 4는 신경의 손상으로 분류한다.
정답 ①

08 Anaphylatic shock resulting eat egg에 대한 올바른 분류는?

① T66   ② T66, J70   ③ T24.3, X41.9

④ T78.0   ⑤ J70

> **해설** · 음식물로 인한 세균성 질환 등은 다른 장으로 분류되며 다른 부분에서 부작용 영향을 받은 경우 T 코드로 분류한다.
>
> **정답** ④

09 Fracture of Upper Jaw bone with check laceration에 대한 올바른 분류는?

① S02.49, S01.40   ② S02.69   ③ S23.7

④ S25.5   ⑤ S26.80

> **해설** · 상처를 동반한 골절인 경우 골절을 주진단으로 한다.
>
> **정답** ①

10 화상에 대한 내용에 대하여 틀린 것은?

① 1도 화상은 표피에만 경미한 화상을 의미한다.

② 2도 화상은 표피와 진피층까지 화상이 생겨서 수포가 생긴다.

③ 3도 화상은 표피, 진피, 지방층까지 피부가 손상되어 재생과 치유가 느린 상태이다.

④ 화상은 해부학적 위치가 가장 낮은 번호로 코딩한다.

⑤ 화상이 신체 표면에 몇 %인가에 따라 분류할 수 있다.

> **해설** · 화상은 해부학적 위치가 가장 높은 번호로 코딩한다.
>
> **정답** ④

11 Frontal bone open fracture with focal cerebral laceration에 대한 올바른 분류는?

① S06.31, S02.10   ② S06.50, S02.10

③ S06.31, S02.01   ④ S42.02, S02.01

⑤ S42.03

> **해설** · 소상성 대뇌열상을 동반한 이마뼈 개방성 골절
> · 두개골 골절과 두개내 손상 시 각각 분류하고 두개내 손상을 주진단으로 한다.
>
> **정답** ③

12 Other injuries of heart에 대한 올바른 분류는?

① S24.2

② S22.39

③ S23.19

④ S25.5

⑤ S26.80

> **해설** • 심장의 기타 손상인 S 코드의 3단위 6은 힘줄의 손상으로 분류한다.
> **정답** ⑤

13 Fracture of rib에 대한 올바른 분류는?

① S12.0

② S22.39

③ S21.7

④ S20.0

⑤ S06.20

> **해설** • 늑골 골절은 폐쇄성과 개방성으로 분류한다.
> **정답** ②

14 Radiation pneumonitis in radiotheraphy에 대한 올바른 분류는?

① T66

② T66.J70

③ T24.3, X41.9

④ T20.24

⑤ J70

> **해설** • 방사선 치료 후의 부작용이 불명확한 경우 T66 단독 분류를 하고 부작용에 대한 질병이 확인된 경우 질병
> 에 대하여 분류한다.
> **정답** ⑤

15 Fracture of bone lower limb, multiple에 대한 올바른 분류는?

① S06.31, S02.10

② S06.50, S02.10

③ T02.4

④ S42.02, S02.01

⑤ T02.5

> **해설** • S 코드는 단일 부위 골절일 때 T 코드는 여러 부위에 골절인 경우 분류한다.
> **정답** ⑤

16 Superficial injury of nose에 대한 올바른 분류는?

① S02.01

② S01.32

③ S02.1

④ S01.1

⑤ S00.3

 · S 코드는 단일신체 부위와 관련되어 여러 형태의 손상을 분류한다.
정답 ⑤

17 Laceration of cheek, infection of wound site에 대한 올바른 분류는?

① T66

② T79.3, S01.40

③ T24.3, X41.9

④ T78.0

⑤ J70

해설 · 외상의 합병증은 T79로 분류한다.
정답 ②

18 부작용에 대한 내용을 올바른 것은?

① 내 마음대로 먹어서 나타나는 증상이다.

② 약물을 대량으로 장기간 복용하는 경우를 말한다.

③ 인체 기능에 해로운 영향에 물질에 노출이 되는 것이다.

④ 위험을 생각하지 않고 무분별하게 과다하게 사용하는 경우를 말한다.

⑤ 올바른 용법과 용량대로 복용 또는 외용하였으나 어떤 증상이 나타나는 것을 의미한다.

 · 3번-중독, 2번-과용
정답 ⑤

19 Accidentally left foreign body in operation wound에 대한 올바른 분류는?

① T81.59

② T15.0

③ T14.9

④ T14.4

⑤ S39.0

 · 수술 상처에 사고로 남겨진 이물은 이물로 찾는다.
정답 ①

20 약물 중독으로 인한 후유증을 나타내는 코드는?

① T81.4　　　　　② Y62.0　　　　　③ T96

④ T97　　　　　　⑤ Y65.0

정답 ③

21 Diffuse brain injury에 대한 올바른 분류는?

① S02.01　　　　② S01.32　　　　③ S02.11

④ S02.20　　　　⑤ S06.20

해설 · 미만성 뇌손상인 두개내 손상은 5단위 분류를 하므로 3권에서 찾은 후 1권에서 확인한다.
정답 ⑤

22 손상 코드에 대한 질병 분류 준칙이 틀린 것은?

① 중독 물질로 증상이 생긴 경우 중독 코드가 주진단, 증상은 부진단으로 코딩한다.

② 방사선 치료로 인한 부작용이 불명확한 경우 T66으로 분류한다.

③ 손상으로 인한 외상의 조기 합병증은 T79로 분류한다.

④ 수술 후 감염원이 명시되어 있는 경우 Y 코드로 분류한다.

⑤ 인체에 삽입한 기구에 대한 합병증은 T 코드로 분류한다.

해설 · 수술후 감염원이 명시되어 있는 경우 B95~B98에서 분류된다.
정답 ④

23 Burn of neck 3nd degree에 대한 올바른 분류는?

① T21.3　　　　　② T21.36　　　　③ T20.3

④ T20.36　　　　⑤ T20.46

해설 · 화상과 부식은 높은 번호로 부여하며 T20은 화상과 부식의 해부학적 부위를 분류하므로 3권에서 찾은 후 1권 가서 분류한다.
정답 ④

24 Contusion of thorax에 대한 올바른 분류는?

① S12.0   ② S13.0   ③ S10.7

④ S20.2   ⑤ S06.20

> **해설** · 흉부의 타박상인 S 코드의 3단위 0는 표재성 손상으로 분류된다.
> **정답** ④

25 Malunion of humerus shaft due to fracture에 대한 올바른 분류는?

① S06.31, S02.10   ② S06.50, T92.1

③ M84.1, T92.1   ④ S42.02, S02.01

⑤ T02.5

> **해설** · 골절의 후유증은 T 코드로 분류하고 후유증으로 인산 질병을 주진단으로 분류한다.
> **정답** ③

26 Burn of scalp 2nd degree, 35% of body surface에 대한 올바른 분류는?

① T21.3   ② T21.36   ③ T20.3

④ T20.24   ⑤ T20.24, T31.3

> **해설** · 신체 표면에 입은 %와 화상 부위가 명시된 경우 화상 코드와 같이 분류한다.
> **정답** ⑤

27 중독에 대한 내용으로 올바른 것은?

① 내 마음대로 먹어서 나타나는 증상이다.

② 약물을 대량으로 장기간 복용하는 경우를 말한다.

③ 인체 기능에 해로운 영향이 물질에 노출되는 것이다.

④ 위험을 생각하지 않고 무분별하게 과다하게 사용하는 경우를 말한다.

⑤ 올바른 용법과 용량대로 복용 또는 외용하였으나 어떤 증상이 나타나는 것을 의미한다.

> **해설** · 3번-중독, 2번-과용, 5번-부작용
> **정답** ③

28 Barbiurate overdose by error에 대한 올바른 분류는?

① T21.3

② T21.36

③ T24.3, X41.9

④ T20.24

⑤ T20.24, T31.3

해설 ・ 바르비투르염 불의의 과용에 대하여 중독 코드와 중독의 원인에 대한 코드를 분류한다.
정답 ③

29 Multiple superficial injuries of neck에 대한 올바른 분류는?

① S12.0

② S13.0

③ S10.7

④ S14.0

⑤ S06.20

해설 ・ 목의 다발성 표재성 손상인 동일한 신체 부위의 같은 유형의 손상인 경우 4단위 분류에 .7으로 분류한다.
정답 ③

30 Dislocation of thoracic vertebra에 대한 올바른 분류는?

① S12.0

② S22.39

③ S23.19

④ S20.0

⑤ S06.20

해설 ・ 흉추의 탈구인 S 코드의 3단위 3은 탈구 및 염좌로 분류한다.
정답 ③

31 Fracture of left clavicle(birth trauma)에 대한 올바른 분류는?

① S42.09

② S42.05

③ P13.4

④ S42.02

⑤ S42.03

해설 ・ 출산으로 인한 골절은 P 코드로 분류한다.
정답 ③

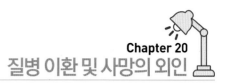

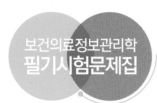

KCD 3권에서 찾은 후 KCD 1권 가서 확인하세요! 3권에서 찾은 경로를 써 가면서 연습하세요.(예제 처럼)

예제 임신 → …에 합병된 → 빈혈 → 철결핍성

---

1 Use of Triazine(herbicides) for suicide at home에 대한 올바른 분류는?

① Y40.3

② T51.8, Y12.2

③ T60.3, X68.0

④ Y12.2, Y45.0

⑤ Y12.0, Y45.0

 해설 · 자살을 위한 트라이아진(제초제) 사용
· 약물 및 화학표에서 약물명을 찾아서 내마음대로 먹은 경우와 의도적 자해에 해당하는 코드를 부여한다.

정답 ③

---

2 Fracture of femur neck Lt

Fall down from 40cm bed in the room에 대한 올바른 분류는?

① V31.3

② W01.4, S72.00

③ V26.9, W01.4

④ S72.00, W06.0

⑤ V25.9

 해설 · 외인이 발생한 장소에 대하여 4단위 분류를 한다.
정답 ④

---

3 Fracture od neck of femur caused by fall due to tripping on uneven pavement에 대한 올바른 분류는?

① S72.08

② W01.4

③ S72.08, W01.4

④ S01.0, W01.4

⑤ Y57.6

 해설 · W00~Y34는 사건 발생 장소에 따라 4단위 분류를 하므로 3권에서 찾은 후 1권에서 확인하여 분류한다.
정답 ③

04 Fall on and from ladder at home에 대한 올바른 분류는?

① W05.4   ② W01.4   ③ W09.0

④ W06.0   ⑤ W11.0

> **해설** · W00~Y34는 사건 발생 장소에 따라 4단위 분류를 하므로 3권에서 찾은 후 1권에서 확인하여 분류한다.
> **정답** ⑤

05 다음 중 운수 사고에 관련한 정의로 틀린 것은?

① 운전자는 운수차량을 운전하거나 운전하려는 운수차량 탑승자를 말한다.

② 모터사이클이란 하나 또는 네개의 좌석을 가진 이륜자동차를 의미한다.

③ 승용차란 주로 10명까지의 사람을 운반하도록 설계된 4륜 자동차를 의미한다.

④ 픽업트럭 또는 밴은 특수한 운전면허가 필요치 않으며 주로 화물을 운반하도록 설계된 4륜 자동차를 의미한다.

⑤ 전차란 도시 내에서 사람을 수송하도록 설계되고 사용되는 장치로 궤도 위를 운행하고 정규 교통신호에 따라 도로의 일부를 구성하는 노선을 주로 운행하는 것을 의미한다.

> **해설** · 모터사이클이란 하나 또는 두개의 좌석을 가진 이륜자동차를 의미한다.
> **정답** ②

06 Pedestrian injured in collision with pedal cycle에 대한 올바른 분류는?

① V06.1   ② W01.4   ③ V01.9

④ V10.0   ⑤ Y57.6

> **해설** · 자전거와 충돌로 다친 보행자
> · V01~ V06인 경우에는 4단위 세분류를 하므로 3권 가서 찾은 후 1권 가서 확인을 한다.
> **정답** ③

07 Puncture during endoscopic examination에 대한 올바른 분류는?

① Y50.3   ② Y51.8   ③ T60.4

④ Y60.4   ⑤ Y61.2

> **해설** · 내시경검사 도중 천자
> · 외과적 내과적 치료 중 환자의 재난은 Y60~Y69 코드로 부여한다.
> **정답** ④

08 Pedal cyclist injured in collision with three-wheeled motor vehicle에 대한 올바른 분류는?

① V11.1 　　　　　② W01.4 　　　　　③ V01.9

④ V12.9 　　　　　⑤ Y57.6

> **해설** • 삼륜자동차와 충돌로 다친 자전거 탑승자
> • V10~ V18인 경우에는 4단위 세분류를 하므로 3권 가서 찾은 후 1권 가서 확인을 한다.
>
> **정답** ④

09 Sequelae of motor-vehicle accidents에 대한 올바른 분류는?

① Y85.0 　　　　　② T81.4, Y62.0

③ T60.4, Y62.0 　　　　　④ Y60.4

⑤ Y65.2, T81.3

> **해설** • 자동차 사고의 후유증
> **정답** ①

10 Injury by tear gas due to legal intervention에 대한 올바른 분류는?

① Y40.3 　　　　　② Y51.8

③ T60.3, X68.0 　　　　　④ Y35.2

⑤ Y35.0, Y45.0

> **해설** • 법적개입으로 인한 최루가스에 의한 손상
> **정답** ④

11 Postoperation wound abscess에 대한 올바른 분류는?

① Y50.3 　　　　　② T81.4, Y62.0

③ T60.4, Y62.0 　　　　　④ Y60.4

⑤ Y65.2, T81.3

> **해설** • 수술후 상처 농양
> • 수술 후 상처 감염에 해당되므로 상처 감염에 해당하는 T 코드를 부여하고 손상외인의 재난에 가서 Y 코드를 부여한다.
>
> **정답** ②

12 다음 중 운수사고에 관련한 정의로 틀린 것은?

① 운수사고는 사람이나 화물을 한 장소에서 다른 장소로 운반하기 위하여 그 당시 사용되는 기계장치가 관여된 모든 사고를 의미한다.

② 주요간선도로는 가로는 한장소에서 다른 장소로 사람이나 물건을 운반할 목적으로 공중에게 개방된 토지의 경계선 사이의 폭 전체를 의미한다.

③ 도로란 차량 통행용으로 설계, 계량되고 관습적으로 사용되고 있는 공로의 일부를 말한다.

④ 교통사고는 주요간선도로에서 발생한 모든 차량사고를 말한다.

⑤ 비교통사고는 주요간선도로 장소에서 발생한 모든 차량사고를 말한다.

해설 • 비교통사고는 주요간선도로 이외의 장소에서 발생한 모든 차량사고를 말한다.
정답 ⑤

13 Motorcycle rider injured in collision with rail train애 대한 올바른 분류는?

① V11.1 ② W01.4

③ V26.9 ④ V12.9

⑤ V25.9

해설 • 열차와 충돌로 다친 모터사이클 탑승자
• V20~ V28 인 경우에는 4단위 세분류를 하므로 3권 가서 찾은 후 1권 가서 확인을 한다.
정답 ⑤

14 Side effect of taking Codeine medication at home by hospital prescription에 대한 올바른 분류는?

① Y45.0 ② X32.8, Y12.2

③ X31.8, R05 ④ Y12.2, Y45.0

⑤ Y12.0, Y45.0

해설 • 병원처방에 의하여 집에서 코데인 약 섭취로 인한 부작용
• 약물 및 화학표에서 약 섭취로 인한 해당 사항을 분류한다. 처방에 의한 약물 섭취로 치료상 부작용의 코드로 부여한다.
정답 ①

15 Occupant of three=wheeled motor vehicle injured in collision with pedal cycle에 대한 올바른 분류는?

① V31.3 ② W01.4 ③ V26.9

④ V12.9 ⑤ V25.9

해설 • 자전거와 충돌로 다친 삼륜자동차 탑승자
· 교통사고는 손상외인의 사고에 가서 찾는다.

정답 ①

16 Cough due to Exposure to cold on mountain에 대한 올바른 분류는?

① R08 ② X32.8, R06 ③ X31.8, R05

④ W93.6 ⑤ W11.0

해설 • 산에서 한랭에 노출 때문으로 인한 기침
· 질병의 원인이 손상 외인인 경우 질병 코드와 손상 외인 코드를 부여하며 사건발생 장소에 대하여 분류한다.

정답 ③

17 Contact with Liguid nitrogen at gasworks에 대한 올바른 분류는?

① W05.4 ② W01.4

③ W93.4 ④ W93.6

⑤ W11.0

해설 • 가스공장에서의 액체질소 접촉
· W00~Y34는 사건 발생 장소에 따라 4단위 분류를 하므로 3권에서 찾은 후 1권에서 확인하여 분류한다.

정답 ④

18 Contact with hot tap-water at home Burn of hand 1nd degree에 대한 올바른 분류는?

① W05.4, T23.19 ② X11.0, T23.19

③ W93.4, T22.9 ④ W93.6

⑤ W11.0

해설 • 집에서 뜨거운 수도물 접촉. 손의 1도 화상
· 화상 코드와 외인 코드를 같이 분류한다.

정답 ②

19 contact with venomous spiders on road에 대한 올바른 분류는?

① X05.4

② X21.4

③ W93.4

④ X93.6

⑤ W11.0

해설 · 도로에서 독거미와 접촉
· W00~Y34는 사건 발생장소에 따라 4단위 분류를 하므로 3권에서 찾은 후 1권에서 확인하여 분류한다. 손상외인에서 접촉으로 찾는다.

정답 ②

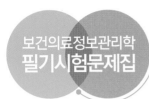
KCD 3권에서 찾은 후 KCD 1권 가서 확인하세요! 3권에서 찾은 경로를 써 가면서 연습하세요.(예제 처럼)

예제 임신 → …에 합병된 → 빈혈 → 철결핍성

01 Personal history of allergy to narcotic agent에 대한 올바른 분류는?

① Z70.5   ② Z88.4

③ Z81.0   ④ Z87.1

⑤ Z86.5

해설 ・ 마취제에 대한 알레르기의 개인력
・ 개인력은 Z85~Z88으로 분류한다.

정답 ②

02 과거에 암을 앓은 과거력이 있는 경우 분류할 수 있는 코드는?

① W 코드   ② Z 코드

③ T 코드   ④ V 코드

⑤ S 코드

정답 ②

03 Examination requested for medicolegal reasons에 대한 올바른 분류는?

① Z00.0   ② Z00.2

③ Z00.3   ④ Z00.4

⑤ Z00.8

해설 ・ 법의학적 이유로 요청 받은 검사
검사 목적에 따라 Z00~Z13에서 분류한다.

정답 ④

04 Therapeutic exercises에 대한 올바른 분류는?

① Z43.2　　　　　② Z50.9　　　　　③ Z50.1

④ Z51.2　　　　　⑤ Z51.5

> **해설** • 재활처치를 포함한 치료인 경우에도 Z 코드로 분류하며 3권에서 운동으로 가서 찾는다.
> **정답** ③

05 Z 코드로 분류하는 경우가 아닌 것은?

① 건강검진 후 확실한 진단이 나온 경우
② 건강검진을 외래에서 검사
③ 암 치료 후 관찰
④ 질병이 의심되어 검사를 시행한 결과 치료를 필요하지 않는 경우
⑤ 수술 또는 치료를 받은 후 추후 검사를 위해 병원방문 후 검사 결과가 정상이
　　나온경우

> **해설** • 건강검진 후 확실한 진단이 나온 경우 확실한 진단명으로 코딩한다.
> **정답** ①

06 Carrier of meningococci에 대한 올바른 분류는?

① Z22.3　　　　　② Z21.1　　　　　③ Z22.0

④ Z23.2　　　　　⑤ Z20.2

> **해설** • 수막알균 보균자
> • 감염성 질환의 보균자에 대하여 Z 코드를 부여한다.
> **정답** ①

07 Physical check up, premature ventricular contraction에 대한 올바른 분류는?

① Z00.0　　　　　　　② Z00.2

③ Z00.1, I49.3　　　　④ Z00.4

⑤ I49.3

> **해설** • 건강검진, 심실조기 수축
> • 건강 점검 후 확실한 진단이 나온 경우 Z 코드를 부여하지 않고 확실한 진단명으로 분류한다.
> **정답** ⑤

08 Admitted for tonsillectomy but cancelled due to pneumonia에 대한 올바른 분류는?

① Z43.2　　　　　② Z49.0　　　　　③ Z50.1

④ Z52.3　　　　　⑤ Z53.0

> **해설** • 편도적출술을 위해 입원하였으나 폐렴으로 수술 못함
> • 금기증 때문에 처치 및 수술이 취소된 경우 Z 코드로 분류한다.
> **정답** ⑤

09 Tracheostomy status에 대한 올바른 분류는?

① Z92.0　　　　　② Z88.4

③ Z81.0　　　　　④ Z93.0

⑤ Z94.0

> **해설** • 기관절개상태
> • 인공개구상태에 대하여 Z 코드로 분류한다.
> **정답** ④

10 불임법에 대하여 분류할 수 있는 코드는?

① W 코드　　　　② T 코드

③ Z 코드　　　　④ V 코드

⑤ S 코드

> **정답** ③

11 Hepatoblastoma of liver by radiotherapy

No recurrence of cancer에 대한 올바른 분류는?

① Z85.0　　　　　② Z08.1

③ Z51.0　　　　　④ Z08.2, Z85.0

⑤ Z51.0, Z85.0

> **해설** • 간의 간모세포종 방사선 치료 후 추적검사 결과 재발없음
> • 암 치료 후 Follow-up하여 정상적인 결과로 관찰하는 경우 Z 코드를 부여한다.
> **정답** ④

12 Bone marrow donor에 대한 올바른 분류는?

① Z43.2
② Z49.0
③ Z50.1
④ Z52.3
⑤ Z53.0

> **해설** • 골수 기증자
> • 장기 기증에 대한 분류는 Z 코드로 분류한다.
> **정답** ④

13 질병이 의심되어 검사를 시행한 결과 치료가 필요하지 않는 경우 분류할 수 있는 코드는?

① W 코드
② Z 코드
③ T 코드
④ V 코드
⑤ S 코드

> **정답** ②

14 Checking of plaster cast에 대한 올바른 분류는?

① Z43.2
② Z50.9
③ Z50.1
④ Z41.1
⑤ Z47.88

> **해설** • 석고붕대의 점검
> • 정형외과적으로 핀이나 나사 등을 제거한 경우 Z 코드로 분류한다.
> **정답** ⑤

15 Need for immunization against rables에 대한 올바른 분류는?

① Z23.2
② Z24.2
③ Z21.2
④ Z25.1
⑤ Z26.0

> **해설** • 광견병에 대한 예방접종의 필요
> • 세균성 질환, 바이러스 질환, 감염성 질환에 대한 예방접종은 Z 코드를 부여한다.
> **정답** ②

16 장기 기증을 위해 내원한 경우 분류할 수 있는 코드는?

① W 코드　　　　　　　② Z 코드
③ T 코드　　　　　　　④ V 코드
⑤ S 코드

정답 ②

17 Preparatory care for dialysis에 대한 올바른 분류는?

① Z43.2　　　　　　　② Z49.0
③ Z50.1　　　　　　　④ Z41.1
⑤ Z47.88

해설 · 투석을 위한 사전치료
· 투석을 포함한 치료에 대하여 Z 코드로 분류하며 3권에서 투석으로 가서 찾는다.
정답 ②

18 Family history of mental retardation에 대한 올바른 분류는?

① Z70.5　　　　　　　② Z80.8
③ Z81.0　　　　　　　④ Z76.0
⑤ Z71.5

해설 · 정진지체의 가족력
· 가족력은 Z80~Z84에서 분류한다.
정답 ③

19 암 치료받은 이후 항암 치료나 방사선 치료를 받기 위하여 내원한 경우 분류할 수 있는 코드는?

① W 코드　　　　　　　② Z 코드
③ T 코드　　　　　　　④ V 코드
⑤ S 코드

정답 ②

20 Breast implant에 대한 올바른 분류는?

① Z43.2   ② Z50.9   ③ Z50.1

④ Z41.1   ⑤ Z51.5

> **해설** • 유방삽입물
> • 선택적으로 성형수술을 하는 경우 Z 코드로 분류한다.
>
> **정답** ④

21 Issue of repeat prescription에 대한 올바른 분류는?

① Z70.5   ② Z73.4

③ Z72.0   ④ Z76.0

⑤ Z71.5

> **해설** • 반복 처방전의 발생
> • 보건서비스와 접하고 있는 사람에 대하여 Z 코드로 분류하며 3권에서 발급으로 가서 찾는다.
>
> **정답** ④

22 암을 발견하기 위하여 선별검사를 할 때 분류할 수 있는 코드는?

① W 코드   ② T 코드

③ Z 코드   ④ V 코드

⑤ S 코드

> **정답** ③

23 Drug abuse counselling에 대한 올바른 분류는?

① Z56.5   ② Z73.4

③ Z72.0   ④ Z52.3

⑤ Z71.5

> **해설** • 약물 남용 상담
> • 상담 및 의학적 권고를 위해 보건서비스와 접하고 있는 사람에 대하여 Z 코드로 분류하며 3권에서 상담으로 찾는다.
>
> **정답** ⑤

24 피임 장치로 인하여 합병증이 발생한 경우 부여할 수 있는 코드는?

① W 코드　　　　　　　　　② T 코드
③ Z 코드　　　　　　　　　④ O 코드
⑤ S 코드

정답 ③

25 Supervision of normal first pregnancy, IUP 29weeks에 대한 올바른 분류는?

① Z34.0　　　　　　　　　② Z34.01
③ Z35.0　　　　　　　　　④ Z34.00
⑤ Z35.1

해설 • 정상 최초 임신의 관리. 임신 29주
　　 • 임신 관리에 대하여 Z 코드를 부여하며 임신 기간에 대하여 5단위 분류를 하므로 3권에서 찾은 후 반드시
　　　 1권가서 확인한다.

정답 ②

26 Supervision of pregnancy very young primgravida에 대한 올바른 분류는?

① Z34.0　　　　　　　　　② Z34.01
③ Z35.6　　　　　　　　　④ Z34.00
⑤ Z35.5

해설 • 어린 초임녀 임신의 관리
　　 • 초고령 초임녀 임산부 관리와 어린 초임녀 임산부 관리는 Z35._ 코드로 분류한다.

정답 ③

27 보균자에 대하여 분류할 수 있는 코드는?

① W 코드　　　　　　　　　② Z 코드
③ T 코드　　　　　　　　　④ V 코드
⑤ S 코드

정답 ②

28 Attention to tracheostomy에 대한 올바른 분류는?

① Z42.0 ② Z43.0

③ Z42.3 ④ Z44.0

⑤ Z45.0

해설 • 기관절개에 대한 관리
• 인공개구술 처치에 대하여 Z40~Z54에서 분류한다.

정답 ②

---

29 임신 중 자궁내 피임 장치가 있는 상태에서 태아에게 손상을 준 경우 분류 할 수 있는 코드는?

① W 코드 ② T 코드

③ Z 코드 ④ O 코드

⑤ S 코드

정답 ④

---

30 Diffcult conditions at work에 대한 올바른 분류는?

① Z56.5 ② Z49.0

③ Z50.1 ④ Z52.3

⑤ Z53.0

해설 • 직장에서의 어려운 조건
• 취업 및 실업에 관련된 문제에 대하여 Z 코드로 분류하며 3권 어려운으로 찾는다.

정답 ①

---

31 Special screening examination for neoplasms에 대한 올바른 분류는?

① Z85.0 ② Z08.1

③ Z12.0 ④ Z13.2

⑤ Z20.2

해설 • 위의 암에 대한 특수 선별검사
• 암에 대한 선별검사를 하는 경우에도 Z 코드를 부여한다.

정답 ③

32 임신 중의 자궁내 피임 장치가 있는 경우 분류할 수 있는 코드는?

① W 코드 ② T 코드

③ Z 코드 ④ O 코드

⑤ S 코드

정답 ④

33 Admitted for sterilization에 대한 올바른 분류는?

① Z23.2 ② Z24.2

③ Z30.2 ④ Z31.1

⑤ Z31.2

해설 • 불임법을 위한 입원
• 임신 검사 등 불임법 등은 Z 코드를 부여한다.

정답 ③

34 병원에 오는 도중 분만한 산모가 분만 후 간호 받을 때 분류할 수 있는 코드는?

① W 코드 ② T 코드

③ Z 코드 ④ O 코드

⑤ S 코드

정답 ③

35 IUP at 38weeks

Spontaneous labor of a living male에 대한 올바른 분류는?

① Z37.0 ② Z38.0

③ Z35.6 ④ Z37.92

⑤ Z37.02

해설 • 임신 38주, 자연분만으로 남아출산
• 분만 결과에 대한 분류는 Z 코드로 분류하며 임신 주수에 따라 5단위 분류하므로 3권에서 가서 찾은 후 1권가서 확인한다.

정답 ⑤

36 Drug rehabilitation procedures에 대한 올바른 분류는?

① Z56.5   ② Z50.3

③ Z50.1   ④ Z52.3

⑤ Z53.0

> **해설** • 약물 재활 처치
> • 3권에서 재활에 가서 찾아 분류한다.
>
> **정답** ②

Global-Medical Record Education

Global-Medical Record Education

보건의료정보관리사 시험 12월 05일

D - 5 8

모든사람을 소중하게 생각하는 GMRedu
행복한 미래의 문을 여러분과 함께 열어갑니다.

» 무료상담신청

공지사항 MORE

- 2020년 국시원 원서접수...　　2020.09.01
- 수강생들의 실무와 질병...　　2020.08.04
- 2020년 국시문제집　　　　　2020.07.14
- 수강생들의 의무기록 실...　　2020.07.11
- 수강생들의 질병분류,암...　　2020.06.24
- 코로나-19 한국표준질병...　　2020.05.08
- 수강생들의 암등록 문의...　　2020.05.05
- 의료법 동영상　　　　　　　2020.04.28
- 수강생들의 질병분류 질...　　2020.04.24
- 대학교 인증에 대하여 ...　　2020.01.16

공지사항 (수강생전용) MORE

- 실무와 질병분류 질문과...　　2020.08.04
- 의무기록실무 질문모음입...　　2020.07.11
- 의료행위질문모음　　　　　2020.06.24
- 실무 질문모음1　　　　　　2020.06.24
- 암등록 질문모음 2　　　　　2020.06.24
- 질병분류 세번째...　　　　　2020.05.08
- 코로나-19 한국표준질병...　　2020.05.08
- 암등록 질문모음 1　　　　　2020.05.05
- 수강생들의 질병분류 두...　　2020.05.05
- 수강생들의 질병분류 첫...　　2020.04.24

샘플강의　　GMR 갤러리　　GMR 소식

Medical Education
GMRedu 샘플강의를
들으실 수 있는 공간입니다.

자세히 보기 ›

GMRedu
합격수기

GMRedu
수험후기

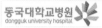
동국대학교병원
dongguk university hospital

DONGSUNG
PHARMACEUTICALS

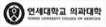
연세대학교 의과대학
YONSEI UNIVERSITY COLLEGE OF MEDICINE

고려대학교의료원
KOREA UNIVERSITY MEDICAL CENTER

GMRedu
Global-Medical Record Education

GMRedu 소개 | 교육안내 | 수강신청 | 사이버모의고사 | 고객상담 | 회원전용 | 나의공간

about GMRedu
Global-Medical Record Education

모든사람을 소중하게 생각하는 GMRedu
행복한 미래의 문을 여러분과 함께 열어갑니다.

GMRedu 소개

GMRedu vision

GMRedu 전문인

GMRedu 교육내용

GMRedu 오시는 길

GMRedu
합격수기

GMRedu
수험후기

IBK 기업은행
예금주 : 지엠알에듀(주)
488-052145-011-013

상담전화
070-4335-1358

HOME > GMRedu소개 > GMRedu오시는 길

GMRedu 오시는 길

지하철 이용
1호선 병점역
- 1번 출구 도보 10분

버스 이용
시내버스 : 5-1, 7, 8, 34, 34-1, 710
- 병점화남아파트앞

시외버스 : 1550-1, 8501
- 병점화남아파트앞

마을버스 : 11-2, 11-3, 27, 27-2,
35, 35-2, 55
- 병점화남아파트앞

경희키즈풀
기아자동차　롯데하이마트　LG베스트샵
병점지하차도 교차로
화남아파트 사거리
외환은행　삼성디지털프라자　비전빌딩
병점초등학교　지엠알에듀
병점역 2 1
메트로플라자

지엠알에듀
경기도 화성시 효행로 990 비전월드 빌딩 107호
Tel : 070-4335-1358 FAX : 02-3143-0321

김 정 임

- 연세대학교 보건과학과 학사
- 연세대학교 보건대학원 보건행정과 석사
- 1999~2011년 ㈜메디컬익스프레스 총괄이사 역임
- 2011~2018년 (주)신장기술연구소 대표이사

- 2012년 이지리서치 연구소장
- 2006년 ~ 現 겸임교수 역임
- 現 대한병원코디네이터 이사
- 現 의무기록사 학원 지엠알에듀 원장

[주요 경력]

- 1994년 OCS 기획 및 출시
- 1995년 ~ 2000년 GIS Project 기획 & 설계(도시철도공사, 한국전력, 하나로통신)
- 1999년 인체 해부, 신약, 유전 프로젝트
- 2000년 처방전달시스템 기획 및 설계
- ASP EMR DoctorsChart 기획, 설계 및 출시
- 신장내과 ASP EMR DoctorsChart system 기획, 설계 및 출시
- 2002년 일본 동경의학박람회 EMR Chart 기획 및 설계(일본수가 적용)
- ASP EMR DoctorsChart을 이용한 청구교육(한국 EDI 산업협회)
- 타니타 체지방 비만 Body Manager 기획, 설계 및 출시
- 2006년 의무기록사 학원 지엠알에듀(www.GMRedu.co.kr) 기획 및 운영
- 2010년 국제학술대회 "The Utilization of waste seashell for H2S removal" 발표
- "혈액투석환자에서 건강관련 삶의 질과 임상적 요인사이의 연관성 연구" 발표
- 2012년 기업 및 개인 리서치 이지리서치(www.easyresearch.co.kr) 기획 및 운영
- 2013년 가장쉬운 해부병리학 출간(군자출판사)
- 2014년~2019년 의무기록사 실전모의고사 문제집 출간(군자출판사)
- 2014년 질병 분류 출간(군자출판사)
- 2020년 보건의료정보관리사 문제집(군자출판사)
- 2020년 10월 25일 보건의료정보관리학 문제집(한올출판사)

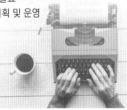

보건의료정보관리학
질병분류 필기시험문제

초판 1쇄 인쇄   2021년 5월 10일
초판 1쇄 발행   2021년 5월 15일

저 자   김 정 임
펴낸이   임 순 재
펴낸곳   (주)한올출판사
등 록   제11 - 403호
주 소   서울시 마포구 모래내로 83(성산동 한올빌딩 3층)
전 화   (02) 376 - 4298(대표)
팩 스   (02) 302 - 8073
홈페이지   www.hanol.co.kr
e - 메일   hanol@hanol.co.kr
ISBN   979-11-6647-079-0